Michael J. Pfreunder • Schon wieder zu früh...?

Michael J. Pfreunder beschäftigt sich in seiner sexualberatenden Praxis seit über zehn Jahren mit den sexuellen Problemen des Mannes, insbesondere mit der Behandlung von vorzeitigem Samenerguß. Viele Ärzte und Psychologen arbeiten bereits mit den von ihm geschriebenen Fachbüchern. Mit dem vorliegenden Werk wendet er sich jetzt auch an den interessierten Laien, der seine sexuellen Schwierigkeiten selbständig lösen möchte.

Schon wieder zu früh . . . ?

Das 3-Stufen-Programm zur Beseitigung von vorzeitigem Samenerguß

Integrative Weiterbildung

4., überarbeitete Auflage 2005

www.sexualberatung-online.de
www.vorzeitigersamenerguss.de

Abbildungen: C. Hahn

ISBN: 3-00-001597-3

Inhaltsverzeichnis

Vorwort 10

I. Teil: Der vorzeitige Samenerguß und die Sexualberatung 13

Entwicklungsgeschichte 14

Auswirkungen und Folgen von Ejaculatio praecox 15

Der Lernprozeß in der Sexualberatung 17

II. Teil: Die Bausteine des 3-Stufen-Programms 21

Was Sie über Sexualität wissen sollten 22

Sexualität heute: Normen, Mythen und Klischées 22
Sexualität und Alterungsprozeß 26
Der sexuelle Reaktionszyklus 27
Der Ejakulationsmechanismus 29
Der vorzeitige Samenerguß: Gründe und Behandlungsmöglichkeiten 30
Zeichnerische Gestaltung des eigenen sexuellen Reaktionszyklus 32

Entspannung und Phantasie 33

Die Wirkung von Streß und Entspannung auf den Organismus 33
Einsatz von Phantasie zur Beseitigung von sexuellen Problemen 35

Körperbewußtsein und Empfindungsvermögen 36

Masturbation 38

Geschlechtsverkehr 39

Kein Geschlechtsverkehr in den nächsten Wochen 39
Einbeziehen einer festen Partnerin 40
Umgang und Sex mit einer neuen Partnerin 41

Zusatzübungen 42

Partnerschaft und Kommunikation 42

Psychologischer Hintergrund 46

Rahmenbedingungen und Selbstbehauptung 47

III. Teil: Das 3-Stufen-Programm zur Beseitigung von vorzeitigem Samenerguß

Vorbereitungen / erste Übungen 50

Momentaufnahme und Vision 52
Medizinischer Hintergrund 55

Das 3-Stufen-Programm zur Beseitigung von vorzeitigem Samenerguß 57

Erste Stufe: Entspannung - Empfindung - Erregung 58

Lernen Sie Ihren Körper kennen 58
Der Punkt ohne Wiederkehr / Masturbation 64
Gezielte Entspannung 68

Zweite Stufe: Masturbation und Sinnlichkeit 72

Masturbation mit feinen Veränderungen 72
Sensualitätstraining: streßfreie Berührung und Erregung 74
Bildhafte Phantasie und mentales Training 82

Dritte Stufe: Geschlechtsverkehr und ejakulatorische Kontrolle 86

Umgang und Sex mit einer neuen Partnerin 86
Übungen zum Geschlechtsverkehr mit fester Partnerin 90
Atem- und Bewegungstechnik; Stellungen 101

Zusatzübungen 114

Partnerschaft und Kommunikation 115

Psychologischer Hintergrund 117

Angst als Auslöser von Ejaculatio praecox 117
Schnelligkeit und Zeit in Alltag und Sexualität 122

Ejaculatio praecox als Schutzwall 123
Leistung und Hingabe 124

Rahmenbedingungen und Selbstbehauptung 126

Wenn der Fachmann helfen muß 132

Abschließende Bemerkungen 132

IV. Teil: Literaturangaben 137

Literatur Grundlagen 137

Literatur Entspannung/Phantasie 141

Literatur Körper/Empfindung 143

Literatur Masturbation 144

Literatur Geschlechtsverkehrs-Übungen 146

Literatur Zusatzübungen 147

Verzeichnis der Übungen

Nummer	Bezeichnung	Seite
1	Zeichnerische Gestaltung des eigenen sex. Reaktionszyklus	32
2	Meine Beziehung zum anderen Geschlecht	45
3	Momentaufnahme	53
4	Vision	54
5	Erforschen Sie Ihren Körper	59
6	Selbstmassage	60
7	Erforschen Sie Ihre Genitalien	61
8	Kegelübung	62
9	Hüftschwung	63
10	Masturbation mit der Start-Stop-Methode	67
11	Entspannung und Suggestion mit der Spezial-CD	69
12	Masturbation mit feinen Veränderungen (Variationen)	73
13	Sensualitätstraining I	77
14	Sensualitätstraining II	80
15	Manuelle Stimulation durch die Partnerin I	92
16	Manuelle Stimulation durch die Partnerin II	94
17	Heranführen des Penis an die Vagina	96
18	Einführen des Penis in die Vagina	98
19	Squeezen und Stopfen	100
20	Geschlechtsverkehr in weniger erregender Stellung	105
21	Kontrollierte Kommunikation in der Partnerschaft	118

Nummer	Bezeichnung	Seite
22	Ejaculatio praecox als Schutzwall	125
23	Eigene Rahmenbedingungen in der Sexualität	128
24	Selbstbehauptung im täglichen Leben	129
25	Selbstbehauptung in der Sexualität	130
26	Bewußtes Genießen	131

Vorwort

Sie wünschen sich ein harmonisches und befriedigendes Sexualleben? Ihr Ziel ist die Beseitigung von vorzeitigem Samenerguß? Genau das können Sie jetzt erreichen - lassen Sie uns gemeinsam daran arbeiten. Willkommen im Kreise derer, die dabei sind, ihre Sexualität in entscheidender Weise zu verbessern.

Auf den ersten Blick erscheint der vorzeitige Samenerguß als kaum lösbare Schwierigkeit: So viele Männer kämpfen bereits seit ihrem ersten Geschlechtsverkehr erfolglos dagegen an... Und da es sich leider immer noch um ein Tabu-Thema handelt, wird in der Öffentlichkeit kaum Information über Hilfen gegen diese sexuelle Störung angeboten. Trotzdem hat der von vorzeitigem Samenerguß betroffene Mann beste Heilungschancen!

Im Rahmen meiner Tätigkeit als Sexualberater konnte ich bereits vielen hundert Männern bzw. Paaren helfen, diese lästige und frustrierende Erscheinung zu beseitigen. Ebenso hat das vorliegende Buch, welches inzwischen auch von sehr vielen sexualberatenden Institutionen verwendet wird, tausendfach eine befriedigende Sexualität für die betroffenen Paare ermöglicht.
Es ist das Ergebnis meiner langjährigen Erfahrung: Das hier beschriebene 3-Stufen-Programm ist eng an das Vorgehen einer persönlichen Sexualberatung angelehnt, und die dargestellten Übungen sind bereits vielfach bewährt. Gleiches gilt für die spezielle Tiefenentspannungs-CD mit Suggestionen gegen vorzeitigen Samenerguß (siehe auch im Internet unter www.sexualberatung-online.de).

> ☞ Egal, wie alt Sie sind, und was Sie bereits alles versucht haben; ob mit oder ohne feste Partnerin: Arbeiten Sie jetzt bequem zu Hause an einer Verbesserung Ihrer Sexualfunktion! So haben auch Sie die Chance, eine grundlegende Wende in Ihrem Sexualleben herbeizuführen. Genießen Sie schon in wenigen Wochen harmonischen Sex und die darauf folgende tiefe Befriedigung.

Lesen Sie dazu das vorliegende Buch Kapitel für Kapitel. Nehmen Sie sich die notwendige Zeit, beeilen Sie sich nicht, denn "Eile" wollen Sie ja verlernen. Viel Spaß und viel Erfolg!

Michael Pfreunder

I. Teil: Der vorzeitige Samenerguß und die Sexualberatung

Entwicklungsgeschichte

Woher kommt das Problem "vorzeitiger Samenerguß"? Noch vor einigen Jahren war dieses Thema gänzlich unbekannt oder wurde als Bagatelle abgetan. Heute handelt es sich um eine der am weitest verbreiteten Sexualstörungen. Sie wird von allen Beteiligten als besonders gravierend empfunden.
Experten schätzen, daß etwa 10% - 20% aller Männer bzw. Paare in geschlechtsfähigem Alter mehr oder weniger unter diesem Problem leiden.

Im Tierreich ist die sofortige Ejakulation (=Samenerguß) des Männchens instinktiv und normal. Dieses spezifische Verhalten *aller* Säugetiere dient der Arterhaltung. Ein längerer Sexualakt hätte keinen zusätzlichen genetischen Nutzen, er brächte nur unnötige Gefahren mit sich, die aus der Schutzlosigkeit und fehlenden Aufmerksamkeit für die natürlichen Feinde resultieren.

Erst der moderne Mensch problematisiert diese Verhaltensweise. So setzt die sexuelle Revolution, liebevoll "die Sechziger" genannt, hier endgültig neue Maßstäbe: Denn Sexualität ist nicht länger ein Tabu-Thema, sondern Mann und Frau sprechen offener über Ihre Wünsche und Vorlieben. Der Geschlechtsverkehr wird kultiviert; beide Partner wollen höchstmoglichen Genuß daraus ziehen. Insbesondere die Frauen bringen Ihr Bedürfnis nach sexueller Befriedigung immer deutlicher zum Ausdruck.
Durch diesen Wertewandel definiert sich männliche Potenz heute nicht mehr nur an dem "wie oft", sondern auch an dem "wie lange". Damit ist aus einer altbekannten und schon immer weitverbreiteten Erscheinung ein Problem entstanden: *Ejaculatio praecox*, der vorzeitige oder schnelle Samenerguß des Mannes.

Normalerweise *lernt* man(n) im Laufe seiner ersten Sexualkontakte recht bald, seine Ejakulation zu steuern. So wie man normalerweise früh lernt, seinen Harndrang zu kontrollieren und nicht mehr bettzunässen.
Manchmal schafft der Mann diesen wichtigen Schritt jedoch nicht, oder die ehemals vorhandene Kontrolle verschwindet sogar wieder. Leistungsdruck, Angst und verschiedene psychologische Probleme sorgen zusätzlich dafür, daß das Phänomen in unserer schnellebigen Zeit immer öfter und immer massiver auftritt. Der betroffene Mann ejakuliert dann bereits bei direkter Berührung der Genitalien durch die Partnerin oder kurz nach Einführen des Penis in die Scheide *(vorzeitige Ejakulation);* andere Männer kommen unkontrolliert nach ein bis zwei Minuten des Koitus zum Samenerguß *(frühe bzw. schnelle Ejakulation).*

Wenn im folgenden von *Ejaculatio praecox* (im folgenden abgekürzt als *E.p.*) die Rede ist, so ist damit sowohl der vorzeitige als auch jeder frühe/schnelle Samenerguß gemeint.
Wie jedes andere Verhalten, kann auch die ejakulatorische Kontrolle systematisch erlernt werden. Hierbei handelt es sich jedoch um die Veränderung von langfristig erworbenen Verhaltensmustern.

> ☞ Ein defektes Teil am Auto läßt sich kurzfristig reparieren oder austauschen. Bei sexuellen Schwierigkeiten versagen jedoch die sonst scheinbar immer gültigen Erfahrungen des mechanistischen Weltbildes: *"Herr Doktor, gib mir eine Spritze, damit ich (wieder) funktioniere"* funktioniert eben nicht. Ejaculatio praecox will be- und verarbeitet sein!

Ein wissenschaftlich fundiertes Programm und konzentriertes Arbeiten sind daher notwendige Voraussetzungen, diese tief verwurzelten Gewohnheiten zu überwinden. Mit Hilfe der in diesem Buch dargestellten klaren Verhaltensanweisungen der modernen Sexualberatung können auch Sie es endlich schaffen!

Auswirkungen und Folgen von Ejaculatio praecox

Der vorzeitige oder frühe Samenerguß kann viele negative Reaktionen auslösen. Jeder Betroffene weiß dies leider nur zu gut, und die meisten Sexualberater hören täglich die Leidensgeschichten der betroffenen Männer:

Der frustrierende frühe Orgasmus des Mannes sowie der wegen des kurzen Koitus ausbleibende Höhepunkt der Frau führen zu *Minderwertigkeitsgefühlen bei beiden Partnern*. Der Mann fühlt sich schuldig; beide empfinden ihr Sexualleben als unbefriedigend.
Das *insgesamt geschwächte Selbstvertrauen* des unter Ejaculatio praecox leidenden Mannes überträgt sich dann auch schnell auf weite Bereiche seiner Persönlichkeit wie allgemeines Wohlbefinden, Beruf und Freizeit. Man(n) fühlt sich überall schwach und als Versager.

Oft kommt es vor, daß die Betroffenen aus lauter *Versagensangst* jeden Kontakt zum anderen Geschlecht meiden. Eingeschüchtert und verängstigt weichen sie Flirts und anderen zwanglosen Ereignissen (Parties, Besuch von Tanzlokalen usw.) aus. Man traut sich nicht einmal mehr den normalen ungeschlechtlichen Kontakt zu. Mit jedem Versagen zieht man sich weiter von den Frauen zurück, wird dann noch nervöser - ein Teufelskreis, der sich immer weiter steigert.

Ein bekanntes Phänomen ist aber auch das *"Don-Juan-Symptom":* Jedes weibliche Wesen wird dabei zum Objekt, das es zu verführen gilt. Dies geschieht in der Hoffnung, mit der neuen Partnerin endlich auch ein glückliches Sexualleben zu finden. Jeder weitere Mißerfolg des Don Juan erhöht jedoch wieder dessen Versagensängste, verstärkt den Drang, endlich die wirklich richtige Partnerin zu finden usw. Der Teufelskreis schließt sich auch hier; die Folgen für die Psyche des Mannes sind fatal: Leistungsdruck und Minderwertigkeitsgefühle verstärken das Problem, anstatt Offenheit für neue Lösungswege zu schaffen.

*

Vielleicht haben Sie bisher versucht, mit einigen Tricks den Samenerguß zu verzögern. Das Multiplizieren vierstelliger Zahlen im Kopf oder Gedanken an den nächsten Besuch der Schwiegermutter sind hierbei sehr beliebt. Auch diverse, jegliche Empfindung und Spontaneität raubende, Betäubungsmittel (Betäubungssalben usw.) werden in diesem Zusammenhang gerne eingesetzt.

> Aber was nutzt Ihnen das längere Durchhalten, wenn Sie nichts mehr davon spüren und keinen Spaß dabei haben?

Mit dem vorliegenden Buch wollen Sie lernen, *wirkliche* Kontrolle über Ihren Samenerguß zu entwickeln. Bringen Sie sich nicht um das Glück erfüllter Sexualität, indem Sie sich mit "an-etwas-Anderes-denken-Strategien" oder sonstigen sehr zweifelhaften Ratschlägen schaden! Lernen Sie stattdessen, Ihren Körper und dessen Gefühle bewußt wahrzunehmen! Durch die erlernbare Ejakulationskontrolle und den damit beliebig verlängerbaren Koitus haben Sie dann die Chance,

- Ihre Sexualität zusammen mit Ihrer Partnerin (wieder) als Freude zu empfinden und jede Sekunde wirklich zu genießen,
- Glück und volle Erfüllung für sich selbst und in der gesamten Partnerbeziehung zu finden,
- Ihr Selbstvertrauen durch die Beseitigung eines bisher als unüberwindlich angesehenen Hindernisses immens zu stärken.

Bei konsequentem Arbeiten können Sie schon in wenigen Wochen ein glückliches, harmonisches Sexualleben führen, den Geschlechtsverkehr genießen und sich an einem erheblich gesteigerten allgemeinen Wohlbefinden und Selbstvertrauen erfreuen. Beginnen wir mit dem Lernprozeß!

Der Lernprozeß in der Sexualtherapie

Lernen im sexuellen Bereich ist im allgemeinen schwierig, weil sich kaum beobachten läßt, wie der Geschlechtsakt bei anderen Menschen abläuft. Wir sind darauf angewiesen, den sonstigen Informationen zu glauben, die wir über das Geschlechtsleben erhalten. Leider handelt es sich hierbei oft um Pseudo-Informationen, Klischées und Mythen, die nur dazu dienen, Verkaufszahlen oder Einschaltquoten der entsprechenden Medien zu steigern. Die tatsächlichen sexuellen Gegebenheiten werden dabei verzerrt und übertrieben. Das Bild des immer-potenten Supermannes wird genauso als Standard dargestellt, wie der weibliche Riesenbusen. Kein Wunder, daß viele Menschen "lernen", nicht richtig gebaut zu sein oder nicht richtig zu funktionieren.

In den nächsten Wochen befassen wir uns mit passenderen Lernmethoden in der Sexualität. Der Lernprozeß in der Sexualberatung verläuft nämlich genau wie in anderen Bereichen, in denen man sich weiterbildet: Man muß die notwendigen Techniken kennen und sie konsequent anwenden - dann läßt sich früher Erlerntes bewußt wieder verlernen und durch angemessenere neue Verhaltensweisen ersetzen. Genau diese Prozesse werden durch das 3-Stufen-Programm umfassend unterstützt.

Erinnern Sie sich noch an andere Lernprozesse Ihres Lebens?
Wissen Sie noch, wie befangen Sie nach Erhalt Ihres Führerscheins Auto gefahren sind? Ständig überlegten Sie, welcher Fuß wann auf welchem Pedal sitzt, in welchem Gang Sie gerade fahren usw. Mit der Zeit lernten Sie, die Dinge ohne bewußtes Nachdenken zu tun - die Abläufe wurden spontan. Eine angemessene neue Verhaltensweise war erlernt.
Wissen Sie noch, wie Sie sich ein Empfindungsvermögen für die Belange des Autos erarbeiten mußten? Bei wievielen Umdrehungen man schaltet, und in welchen Abständen man Kraftstoff nachfüllen muß.... All das haben Sie in Theorie - und vielleicht auch schmerzvoll in der Praxis - erlernt. Wenn Sie solch einen Lernerfolg bei der Handhabung der dummen Maschine Auto erzielt haben, wird Ihnen sicherlich noch viel mehr mit der Empfindungsfähigkeit Ihres Körpers gelingen!

Das Programm zur Beseitigung von Ejaculatio praecox hilft Ihnen dabei: Zu Beginn werden Sie sich vielleicht etwas gehemmt und verunsichert fühlen; vieles wirkt noch zu mechanisch. Je mehr Sie aber üben und je mehr sich das Empfindungsvermögen für Ihren Körper verbessert, um so eher werden all diese

Merkmale verschwinden. Sie können sich dann voll und ganz darauf konzentrieren, Ihr Sexualleben zu genießen. Ist das nicht eine schöne Aussicht? Scheuen Sie sich insofern nicht, alle Hemmungen über Bord zu werfen und nur an Ihr Ziel zu denken: die Beherrschung der Ejakulation.

In drei aufeinander aufbauenden Stufen lernen Sie alles Notwendige, um in Zukunft Ihren Samenerguß nach Belieben steuern zu können. *Steuern* bedeutet hierbei sowohl das gezielte *Verzögern* als auch ein eventuelles bewußtes *Beschleunigen* der Ejakulation, z.B. um den Höhepunkt gleichzeitig mit Ihrer Partnerin zu erleben.
Beginnen Sie damit, die Ausführungen des nun folgenden zweiten Teils zu erarbeiten. Es ist wichtig, daß Sie die grundlegenden Begrifflichkeiten und die allgemeinen Vorgehensweisen vollkommen verstanden haben, bevor Sie mit dem 3-Stufen-Programm beginnen. Lassen Sie sich daher mindestens ein bis zwei Wochen Zeit damit. Sie lernen dann bereits an dieser Stelle, daß es nicht nur im sexuellen Bereich sehr wichtig ist, sich Zeit zu lassen.

II. Teil: Die Bausteine des 3-Stufen-Programms

Was Sie über Sexualität wissen sollten

Sexualität in der heutigen Zeit

Kaum ein Thema bietet Anlaß für so viele Mißverständnisse, offene Fragen, Vorurteile und fragwürdige Tabus wie die menschliche Sexualität. Nicht zuletzt die um Auflagezahlen und Einschaltquoten wettstreitenden Medien sorgen dafür, daß heute viele Menschen zutiefst verunsichert sind: *Worüber darf man öffentlich reden und worüber lieber nicht? Wie machen "es" wohl die anderen? die Jungen? die Alten? Funktioniert man(n oder frau) wohl richtig? Kann sich der eigene Körper sehen lassen? Was ist normal, was nicht?*
In diesem Spannungsfeld entstehen eine ganze Reihe von Normen, Klischées und Mythen über das tatsächliche oder angenommene Sexualverhalten. Man denke nur an den ausdauernden Supermann mit dem riesengroßen Freudenspender, wie er in Romanen, Zeitschriften und Filmen immer vorkommt. Die Folge solcher Mythen sind Leistungs- und Versagensängste; durch den Selbstverstärkungsmechanismus sexueller Probleme können daraus dauerhafte sexuelle Schwierigkeiten entstehen.

Dic häufigsten Normen, Klischées und Mythen werden im folgenden kurz angesprochen und entmystifiziert. Viele Männer erleben nämlich in der sexualberatenden Praxis eine große Erleichterung, wenn sie gleich zu Beginn der Beratung Informationen über die *tatsächlichen Gegebenheiten* erhalten, anstatt sich immer an den Supermann-Klischées zu messen. Leistungsdruck kann so ganz gezielt abgebaut werden - dies ist die Basis für ein unverkrampftes Erlernen neuer, angemessener Verhaltensweisen.

◆ Häufigkeit und Dauer des Geschlechtsverkehrs:

Eine Reihe von Untersuchungen gibt Zahlen für die durchschnittliche *Häufigkeit* des Geschlechtsverkehrs in deutschen Schlafzimmern an. Diese ist abhängig von Alter, Religion, Arbeitszeit, Gesundheitszustand und vielen weiteren Faktoren der untersuchten Gruppe(n). Faßt man die seriöseren Ergebnisse zusammen, ergibt sich eine relativ nichtssagende Zahl zwischen ein- und viermal Sex pro Woche. Im Urlaub etwas mehr, sonst etwas weniger. Die Jüngeren ein bis viermal, die Älteren null bis dreimal.
Aber mal ehrlich: Wollen Sie "Durchschnitt" sein? Viel wichtiger ist doch, daß Sie als Individuum Lust und Spaß dabei haben. Für den einen ist es daher schön, sich täglich zu vereinigen, anderen Paaren genügt es dagegen, wenn sie

einmal im Monat oder auch seltener zusammen schlafen. Beides ist vollkommen normal. Lassen Sie sich nicht von irgendwelchen Schlagzahlen unter Druck setzen, sondern entscheiden Sie selbst, wieviel Sex gut für Sie ist.

Auch in bezug auf die *Dauer* des Koitus sollten Sie sich nicht selbst unter Leistungszwang setzen, da Sie damit eher das Gegenteil erreichen.
Wie bereits angesprochen, ist eine schnelle Ejakulation bei allen Säugetieren vorprogrammiert. Untersuchungen zum sexuellen Verhalten des Menschen aus den 50er Jahren belegen, daß der Koitus damals bei 75% aller Paare weniger als zwei Minuten dauerte *(vgl. Kinsey 1955).*
Heute liegt die durchschnittliche Dauer des Koitus bei etwa sieben bis zehn Minuten. 30% aller Männer bleiben grundsätzlich unter vier Minuten; nur knappe 10% sind regelmäßig in der Lage, den Koitus länger als fünfzehn Minuten auszudehnen. Sicher, dies ist kein Vergleich zu Supermanns Künsten, es ist aber die Realität!
Bedenken Sie bitte außerdem, daß ein kurzer, leidenschaftlicher Quickie genauso schön sein kann wie ein längerer Geschlechtsakt, und daß sich die Qualität des sexuellen Zusammenseins sicher nicht in Minuten und Sekunden ausdrücken läßt. Insbesondere beim ersten Koitus nach einer längeren Enthaltsamkeit, in Zeiten von starkem Streß, beim Zusammensein mit einer neuen Partnerin und bei besonders starker Stimulation ist die schnelle Ejakulation, also eine kurze Koitusdauer, eine vollkommen normale physiologische Reaktion.

◆ Positionen, Praktiken und Phantasie beim Sex:

Es gibt fast genausoviele verschiedene sexuelle Stellungen und Handlungsweisen, wie es Liebespaare gibt. Während manche Paare mit ein oder zwei verschiedenen praktizierten Positionen glücklich sind, experimentieren andere Paare ständig mit neuen Stellungen. Beides ist vollkommen normal. Lassen Sie sich aber nicht verängstigen, wenn Sie in einer Zeitschrift über die neusten und besten Positionen für den Koitus lesen, die Ihnen in keinster Weise zusagen. Wenn Sie Sex im freien Handstand auf dem Balkon ablehnen, werden Sie dabei sicher zu keiner Befriedigung gelangen. Experimentieren Sie nur mit Positionen, die Ihnen Spaß machen.

Zu den verschiedenen Sexualpraktiken gehört auch der sehr weit verbreitete Oralverkehr (=Stimulation der Geschlechtsorgane mit dem Mund). 90% aller Paare unter 25 Jahren genießen Fellatio (=die Frau stimuliert den Mann) und Cunnilingus (=der Mann stimuliert die Frau). In der älteren Generation ist diese

Technik bisher weniger verbreitet. Das Schlucken von Sperma ist dabei gesundheitlich absolut unbedenklich. Wenn Sie wollen, versuchen Sie es, andernfalls vergessen Sie dieses Thema sofort wieder. Dies gilt auch für den Analverkehr (=Penis dringt in den After der Frau ein statt in die Scheide). Nichts ist unanständig oder schmutzig - ganz allein Ihre positiven Empfindungen zählen!

Der Einsatz von sexuellen Phantasien ist ein gutes Mittel, seinen eigenen Genuß zu erhöhen. Über 90% aller Männer und Frauen arbeiten in ihren den Koitus begleitenden Phantasien regelmäßig mit Dingen, die in der Realität nicht zutreffen: Sei es der Koitus mit einem gleichgeschlechtlichen Partner, mit Verwandten und Bekannten oder seien es Vergewaltigungsszenen, Gruppensex u.ä. Der Phantasierende ist dadurch seinem Partner in keinster Weise untreu. Im Gegenteil: Eine lebhafte Phantasie ist ein Zeichen für ein normales Sexualverhalten. Wenn Sie wollen, sprechen Sie mit Ihrem Partner offen über Ihre Phantasien!

- Orgasmus der Frau und gleichzeitiger Orgasmus der Partner:

In vielen Köpfen spukt noch immer die von Freud aufgestellte Hypothese, daß der *vaginal* ausgelöste Orgasmus allein ein Charakteristikum der *reifen* Frau sei. Die moderne Sexualforschung hat diese Theorie seit langem widerlegt: Man weiß, daß die Mehrzahl der Frauen überhaupt nur dann zum Höhepunkt kommt, wenn Sie neben der vaginalen Stimulation durch den Penis zusätzlich eine Reizung der Klitoris (=Kitzler) erfährt. Dies kann z.B. mit der Hand geschehen, mit einem Vibrator oder in all den Stellungen, in denen das Schambein des Mannes eine gewisse Reizung auf die Klitoris ausübt. Es gibt dabei keine höher- oder minderwertigeren Orgasmen. Der Unterschied liegt alleine in der Auslösung, nicht aber in der Qualität.

Der gleichzeitige Orgasmus der Partner ist in den Medien eine Selbstverständlichkeit, in der Realität jedoch weniger häufig. Insbesondere den Paaren, die sich noch nicht lange kennen und sich daher nicht so gut auf den sexuellen Reaktionszyklus des anderen einstellen können, ist der synchrone Höhepunkt selten vergönnt. Je vertrauter man miteinander ist, je besser man sich kennt, um so eher klappt es.
Selbstverständlich sollte sich derjenige von beiden, der als erster zum Höhepunkt gelangt, danach um den jeweils anderen Partner und dessen Befriedigung kümmern.

◆ Erektion und Ejakulation im Alter:

Bereits ab dem vierten Lebensjahrzehnt treten die Erektionen beim Mann nicht mehr immer spontan und sofort auf. Es bedarf eventuell einer direkten manuellen Stimulation. Ab etwa dem fünfzigsten Lebensjahr kann außerdem der Wunsch aufkommen, nicht mehr bei jedem Sexualakt zu ejakulieren. Beides sind völlig normale Vorgänge und in keiner Weise Grund zur Besorgnis. Das beste Fitneßtraining ist hier - wenn beide Partner dies wollen - regelmäßiger Sex.

◆ Penisgröße:

Es ist erstaunlich, wie viele Männer sich Gedanken über ihren scheinbar zu klein geratenen Penis machen, der die Partnerin anscheinend nicht befriedigen kann. Auch hier sind es wieder die Medien, die diesem phallistischen Denken Vorschub leisten und vollkommen unnötige Minderwertigkeitskomplexe fördern.

Wenn auch Sie unter dieser Vorstellung leiden, überlegen Sie bitte, wieviele männliche Geschlechtsteile Sie schon in erigiertem (=steifem) Zustand gesehen haben. Ein kleiner schlaffer Penis vergrößert sich bei einer Erektion nämlich wesentlich mehr als ein großer schlaffer Penis.
Durchschnittlich ist ein Penis in erigiertem Zustand zwischen 11cm und 16cm lang, wenn man ihn senkrecht vom Körper abstellt und vom Ansatz bis zur Eichel mißt. Die weibliche Vagina ist dabei so anpassungsfähig, daß sie problemlos auch kleinere und größere Exemplare männlicher Geschlechtsteile in sich aufnehmen kann.

Die sexuelle Leistungsfähigkeit des Mannes und die Befriedigung der Frau hängen jedoch nicht von der Penislänge ab: Dies wird belegt durch die Tatsache, daß die Nerven-Endungen, die im weiblichen Körper einen sexuellen Reiz übertragen, fast alle im vorderen Drittel (ca. 7cm) der Scheide liegen. Die darüber hinausgehenden Zentimeter des Penis tragen also kaum zu einem lustvollen Empfinden bei.

Fazit:

Werte als gesellschaftliche Normen unterliegen einem ständigen Wandel. Erkennen Sie daher, wie Sie von Zeitschriften und Fernsehen in Ihren Vorstellungen und Werten über befriedigenden Sex manipuliert werden. Lösen Sie

sich davon. Nehmen Sie die überzeichneten Darstellungen höchstens als Anregung und Diskussionsgrundlage, nicht aber als Leistungsvorgabe. Tun Sie immer nur das, was Ihnen gefällt, und sprechen Sie mit Ihrem Partner darüber.
Abgesehen von einigen rechtlichen Einschränkungen (z.B. sexueller Verkehr mit Kindern, Vergewaltigung etc.) gibt es auch kein "normal" und "unnormal". Fühlen Sie sich frei, das zu tun, was Ihnen Spaß macht und im Gegenzug zu all dem Nein zu sagen, was Ihren Vorstellungen von einer befriedigenden Sexualität zuwiderläuft. Dann haben Sie die besten Voraussetzungen für eine ausgeglichene Sexualität, frei von Mißverständnissen, Selbstzweifeln und sexuellen Problemen.

Sexuelle Harmonie und ejakulatorische Kontrolle sind dann nur noch eine Frage von Übung und Faktenwissen, welches Sie mit diesem Buch in den nächsten Wochen erhalten.

Sexualität und Alterungsprozeß

Wir leben in einem hochindustrialisierten Land, in dem das Altern weniger als natürlicher Prozeß voller neuer Herausforderungen, sondern vielmehr als ausweglose Krise gesehen wird.

In den Medien dominiert der junge Mensch. Sobald sich erste Fältchen zeigen, gehört man anscheinend nicht mehr in diese Gruppe; man fühlt sich alt, häßlich und vielleicht sogar nutzlos. Kein Wunder, daß man das Altern mit allen Tricks der modernen Medizin aufzuhalten versucht.
Entsprechend schlecht sind die meisten von uns dann vorbereitet, wenn tatsächlich Veränderungen (insbesondere im Geschlechtsleben) auftreten, die sich im Älterwerden begründen: Es ist z.B. nicht mehr so einfach, eine Erektion zu bekommen, und diese ist nicht mehr so hart wie früher; die Ejakulation ist weniger kraftvoll, und es dauert immer länger, nach einem Samenerguß wieder eine Erektion zu bekommen. Der Mann möchte nicht mehr bei jedem Sexualakt ejakulieren usw. All diese Aspekte sind vollkommen normal und sollten Sie nicht hindern, weiterhin ein erfülltes und befriedigendes Sexualleben zu führen *(vgl. Masters und Johnson).*

Älterwerden - schon ab fünfzig - scheint in den von den Medien verbreiteten Mythen sowohl sexuelles Interesse als auch die sexuelle Funktionsfähigkeit zu zerstören. Dem ist nicht so! Älterwerden verändert sicher einiges, zerstört aber nichts!

☞ Es gibt weder biologische noch medizinische noch sonstige belegbare Gründe, im Alter (ab wann ist man überhaupt alt?) Sex zu vermeiden. Einzig die von unserer Kultur definierte Rolle der älteren Menschen in der Sexualität versucht uns einzuschränken. Es gibt kein Alter, mit dem man zu alt ist für Spaß am Sex, oder in dem es sich nicht mehr gehört, seine Partnerin körperlich zu lieben. Im Gegenteil: Sex hält jung!

Sollten Sie in diesem Punkt Probleme haben, überlegen Sie sich bitte:

- Wie kommen Sie darauf, daß man Sex im Alter meiden sollte? Wer hat Ihnen das beigebracht? Wer hat Interesse daran, daß Sie diese Auffassung beibehalten? Sind Sie einverstanden und zufrieden damit?
- Inwiefern fühlen Sie sich durch das Älterwerden in Ihrer Sexualität tatsächlich beeinträchtigt? Kann man etwas dagegen tun?

Sollten Sie sich in einigen Aspekten Ihrer Sexualität durch das Altern beeinträchtigt fühlen, fragen Sie sich, ob Sie diesen Vorgang akzeptieren können. Wenn nicht, gibt es eine gute Medizin und ein gutes Training: Haben Sie Sex sooft wie möglich. Wer zehn Jahre lang keinen Sport treibt und dann am Marathonlauf teilnehmen will wird versagen - wer sich regelmäßig in Sachen Geschlechtsverkehr übt, wird bis ins hohe Alter fit darin bleiben!

Egal, wie alt Sie sind: Sie sollten sich akzeptieren und sich auch beim Sex wohlfühlen. Wenn Sie sich annehmen, wie Sie sind, haben Sie ein gesundes Verhältnis zu Ihrem Körper, und dieser wird es Ihnen danken mit Gesundheit, Kraft und Funktionsfähigkeit. Denken Sie besonders intensiv über Ihre Rahmenbedingungen nach (z.B. bestimmte Tageszeiten für Sex, Ruhebedürfnisse, Partnerin etc.) und sorgen Sie dafür, daß diese erfüllt sind, bevor Sie mit sexuellen Aktivitäten beginnen.

Der sexuelle Reaktionszyklus

Das in der Sexualwissenschaft gebräuchlichste Modell zur Erklärung sexueller Reaktionen basiert auf den umfangreichen Arbeiten der amerikanischen Sexualforscher *W. Masters und V. Johnson*. Danach besteht der Reaktionszyklus während des Geschlechtsaktes aus vier Phasen: der Erregungsphase, der Plateauphase, der Orgasmusphase und der Rückbildungsphase.

- *Erregungsphase:* Dieser Zeitraum ist geprägt von einer Zunahme der Herzschlags- und Atemfrequenz. Die Blutgefäße weiten sich, die Schwellkörper im Penis füllen sich mit Blut - der Penis wird steif. Die Erregung steigt steil an. Ebenfalls durch die erhöhte Blutzufuhr kann es zu Hautrötungen am ganzen Körper kommen. Die Empfindungsfähigkeit der gesamten Hautoberfläche steigt; die Haut an sich wird zur erogenen Zone.

- *Plateauphase:* In dieser Phase befindet sich der Körper in starker sexueller Erregung. Dieses hohe Erregungsniveau wird eine gewisse Zeit beibehalten; hier ist der sinnliche Genuß am größten. Die Dauer des Plateaus ist von Mensch zu Mensch und von Situation zu Situation verschieden. In dieser Phase kommt es bei manchen Männern zu der sog. *präejakulatorischen Sekretion*, dem Ausstoß einer Flüssigkeit ("Lusttröpfchen"), die die Harnröhre gleitfähiger macht und auf den Austritt des Samens vorbereitet. Diese Sekretion ist nicht zu verwechseln mit einem vorzeitigem Samenerguß. Erst am "Punkt ohne Wiederkehr" tritt dann unweigerlich der Samenerguß auf. Auch ein sofortiges Ende jeglicher Stimulation kann die Ejakulation dann nicht mehr verhindern.

- *Orgasmusphase*: Der Orgasmus kommt zustande im Zusammenspiel psychischer, emotionaler, sozialer, hormonaler und einer Reihe weiterer (noch nicht vollständig erforschter) Faktoren. Durch orgastische Muskelkontraktionen im Beckenbereich wird das angestaute Blut zurück in den Kreislauf gepumpt und die Samenflüssigkeit herausgestoßen. Es entstehen lustvolle Empfindungen, und es findet ein Abbau von Körperspannung statt.

- *Rückbildungsphase:* Der Organismus findet in seinen Normalzustand zurück: Der Kreislauf normalisiert sich, die Herzschlagfrequenz sinkt. Eine Phase der Erholung und verminderter Reizempfindlichkeit setzt ein (Refraktärzeit). Diese dauert von wenigen Minuten bis zu ganzen Tagen.

Masters und Johnson stellen den sexuellen Reaktionszyklus in einer Graphik dar: In der ersten Phase steigt die Erregung stetig an. Die als besonders lustvoll empfundene Plateauphase befindet sich im flachen Teil der Kurve, vor dem Point of no return (Punkt P, "Punkt ohne Wiederkehr"). Dem Gipfel mit Ejakulation und Orgasmus folgt die Rückbildungsphase.

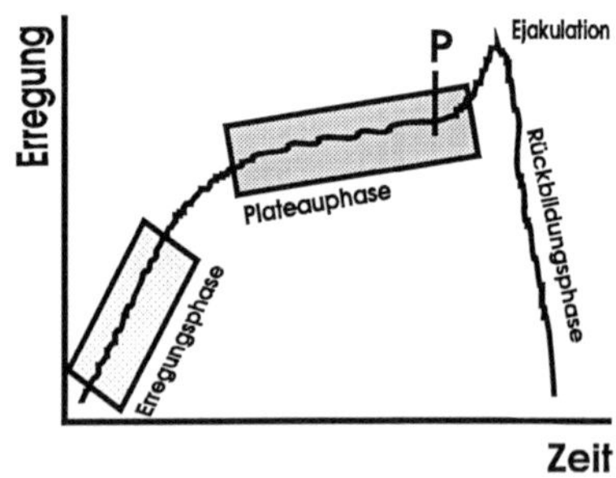

Der Ejakulationsmechanismus

Beim Ejakulationsmechanismus handelt es sich um einen Reflex, d.h. um eine unwillkürliche Reaktion des Körpers auf einen Reiz. *Körper* sind in diesem Zusammenhang die Sexualorgane des Mannes (s. Skizze). *Reiz* ist die wie auch immer geartete Stimulation erogener Zonen.

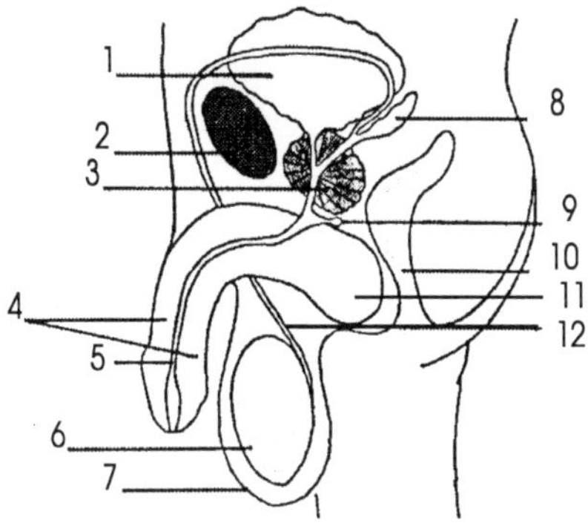

1. (Harn)blase
2. Schambein-Knochen
3. Prostata
4. Schwellkörper
5. Harnröhre
6. Hoden
7. Hodensack
8. Samenbläschen
9. Cowper'sche Drüsen
10. Darm/Darmausgang
11. Peniswurzel
12. Samenleiter

Überblick: die wichtigsten Sexualorgane des Mannes

Insgesamt wird das Herannahen der Ejakulation auf drei verschiedene Arten erlebt: Manche Männer werden regelmäßig vom ausbrechenden Samenerguß überrascht. Andere merken zwar, daß er bevorsteht, können aber nichts mehr dagegen tun. Wieder andere spüren genau, wann der Samenerguß naht und sind dann auch in der Lage, diesen zu verzögern oder aber bewußt zu beschleunigen (*vgl. Siewert und Siewert*).

Höchst vereinfacht stellen sich die Abläufe der Ejakulation folgendermaßen dar *(vgl. Porst)*: Durch die Reizung des Gliedes werden vermehrt Signale über die Penisnerven an das im Rückenmark liegende Erektions- und Ejakulationszentrum geleitet. Es kommt zur präejakulatorischen Sekretion, der Absonderung der sogenannten "Lusttröpfchen".
Wenn die Erregung auf dem Höhepunkt ist, werden die Samenzellen zusammen mit anderen Sekreten aus Prostata und Samenblase, der Samenflüssigkeit, in die hintere Harnröhre entleert. Diese dehnt sich stark aus, was mit sexuellen Lustgefühlen verbunden ist. Daraufhin wird der willkürlich nun nicht mehr unterbrechbare Ejakulationsreflex eingeleitet: Der Samen wird durch rhythmische Kontraktionen von Samenblase, Prostata, Samenleiter und Beckenmuskulatur durch die Harnröhrenöffnung herausgeschleudert.

Dieser vom Rückenmark gesteuerte Reflex wird auch durch vom Gehirn unterbewußt ausgelöste biochemische Vorgänge beeinflußt, welche das Herannahen der Ejakulation beschleunigen oder hemmen können. Dadurch ejakulieren manche Männer früher, andere erst später. Die Ejaculatio praecox stellt dabei für viele Männer ein Problem dar. Unter Ejaculatio praecox wird hier jeder Samenerguß verstanden, der

- entweder bereits *vor* Einführen des Penis in die Vagina eintritt oder aber
- nach wenigen Beckenbewegungen, *in den ersten Minuten* des Koitus stattfindet, gegen den Willen des Mannes und ohne Befriedigung der Partnerin.

Der vorzeitige Samenerguß: Gründe und Behandlungsmöglichkeiten

Jeder Mann ejakuliert gelegentlich zu früh. Die Gründe hierfür sind vielfältig, aber nicht immer Anlaß zur Sorge:

- *Längere Enthaltsamkeit:* Es ist eine physiologisch vollkommen normale Reaktion, daß der Mann beim ersten Koitus nach längerer Enthaltsamkeit zu einer schnellen Ejakulation kommt. Dies ändert sich, sobald er wieder zu seiner gewohnten normalen Koitushäufigkeit zurückfindet.

- *Verkehr mit einer neuen Partnerin und sonstiger Streß:* Beim ersten Koitus mit einer neuen Partnerin spielen Ängste, Nervosität und Streß eine große Rolle. So kommt es bei dieser Gelegenheit bei sehr vielen Männern zu einem frühen Samenerguß (und zusätzlich zu Orgasmusproblemen der Frau). Auch dieser Fall ist somit erklärbar und kein Anlaß zur Besorgnis.

- *Ungewöhnlich starke Stimulation oder sehr lange anhaltende Erektionen:* In beiden Fällen kann es durchaus zu einer schnellen Ejakulation kommen. Genießen Sie es, anstatt sich Sorgen darüber zu machen.

Anders ist es bei einer *regelmäßig* vorzeitigen Ejakulation gegen den eigenen Willen: Hier kann der Mann seine Ejakulation überhaupt nicht steuern; der Samenerguß tritt bereits vor dem Eindringen in die Vagina oder in den ersten Sekunden/Minuten des Koitus auf. Das Erregungsniveau steigt steil an und führt direkt zu einer E.p. *(vgl. Masters und Johnson).*

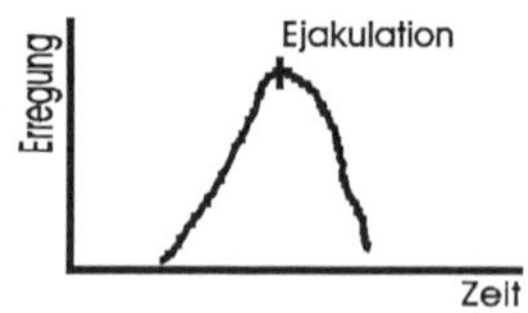

Die Gründe für eine vorzeitige Ejakulation sind äußerst vielschichtig und liegen fast immer auf psychologischer Ebene: Angst, Streß und Leistungsdruck stehen an erster Stelle bei den Auslösern. Vielfach hat es der Betroffene auch einfach nicht gelernt, die kritische Schwelle des Punktes ohne Wiederkehr wahrzunehmen und somit steuern zu können. Oft sind es auch Partnerschafts- und Kommunikationsprobleme, Machtkämpfe in der Beziehung oder tieferliegende Konflikte wie Hemmungen und Minderwertigkeitsgefühle, die für die Störung verantwortlich sind und einen vorzeitigen Samenerguß auslösen können.

Was kann man dagegen tun? Gibt es wirklich Hilfe? Vielleicht eine Spritze oder Pille wie Viagra? Der Test verschiedener Alpha-/Betablocker sowie das gezielte Ausnutzen der ejakulationsverzögernden Nebenwirkung von bestimmten trizyklischen Antidepressiva oder Serotonin steht dabei im Mittelpunkt der aktuellen Forschung. *Porst* stellt die relativ ernüchternden Ergebnisse vor: Die Tabletten sind teuer, müssen zwei bis sechs Stunden vor (!) dem Koitus eingenommen werden und haben eine Reihe weiterer Nebenwirkungen von Müdigkeit über Schwindel und Übelkeit bis hin zu gravierenden Potenzstörungen. Die einzunehmende Dosis ist zwar gering, es besteht aber auch kein heilender Effekt. Das heißt, sobald das Medikament abgesetzt wird, tritt das Symptom des vorzeitigen Samenergusses erneut auf. Und abgesehen davon: ein auf die Psyche wirkendes Medikament wegen seiner erwarteten *Neben*wirkung einzunehmen ist nicht nur kritisch, sondern gefährlich, insbesondere bei den von *Porst* beschriebenen geringen Verbesserungen bei der Ejakulationszeit.

Also doch keine Hilfe? Doch! Ganz anders als Medikamente und im Effekt sehr wirkungsvoll sind die *therapeutischen Ansätze der modernen Sexualberatung.* Das individuelle 3-Stufen-Programm aus diesem Buch ist ein solcher Ansatz, der - immer wieder verbessert und modifiziert - bereits seit vielen Jahren in Theorie und Praxis bewährt ist. Er hilft heute vielen, vielen Männern, die obenstehenden Probleme aufzudecken, zu bearbeiten und sich neue sexuelle Reaktionsmuster dauerhaft anzueignen.

> ☞ Mit den speziellen Übungen des 3-Stufen-Programms zur Erzielung von ejakulatorischer Kontrolle kann der Mann lernen, wie er in der Plateauphase den Point of no return rechtzeitig erkennt und dann immer weiter hinausschiebt. Die Plateauphase wird dadurch länger und er verzögert die Ejakulation beliebig.
> Frei von Medikamenten kann er spontanen Sex genießen, wann immer und wo immer er will.

Übung 1
Zeichnerische Gestaltung des eigenen sexuellen Reaktionszyklus

Benötigte Hilfsmittel: Blatt Papier und Stift
Zeit: 10 Minuten
Bemerkungen: keine

Sie haben bereits einiges über sexuelle Reaktionszyklen erfahren und dabei gesehen, daß es eine ganze Reihe *verschiedener* Erregungsabläufe geben kann.

Machen Sie sich nun Gedanken, wie *Ihr* zukünftiger Reaktionszyklus aussehen soll. Stellen Sie ihn in einer Zeichnung dar *(vgl. Belschner)*. Nehmen Sie sich eine ganze DIN A4 Seite, um auch wirklich Platz (=Zeit) zu haben und benutzen Sie das folgende Schema. Einige mögliche Abläufe sind hier beispielhaft eingezeichnet - entwickeln Sie jedoch Ihren eigenen.

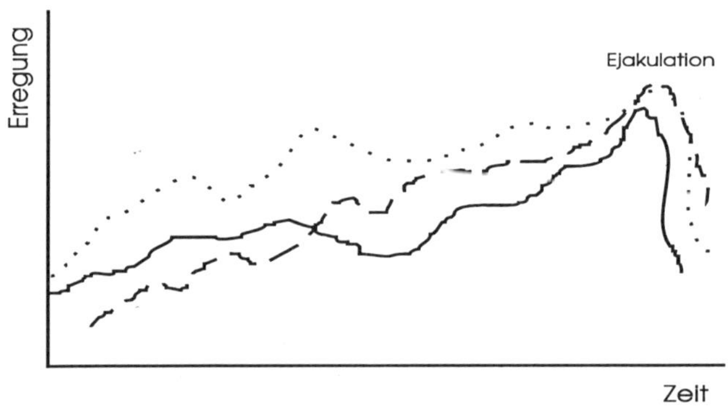

Schon beim Malen werden Sie feststellen, daß *Sie selbst* es sind, der den Erregungsablauf bestimmen kann und bestimmen soll. Sie alleine geben vor, wie lange Sie auf einem bestimmten Erregungsniveau bleiben möchten. Dabei ist es durchaus möglich, daß Ihre Erregung zwischenzeitlich etwas zurückgeht, bevor sie wieder ansteigt. Ein weiterer Punkt wird hier klar: Genußvolles Erleben braucht Zeit. Schnelligkeit ist unangebracht.

Wenn Sie wollen, hängen Sie sich Ihr Werk an einer Wand auf und betrachten es regelmäßig. So prägt es sich besser ein und visualisiert Ihr großes Ziel.

Entspannung und Phantasie

Die Wirkung von Streß und Entspannung auf den Organismus

Die biochemisch gesteuerten Prozesse in unserem Organismus werden von Streß und Entspannung wesentlich beeinflußt. Entspannung hilft dem Körper, die durch Streß entstehenden Gifte abzubauen. Dem Organismus wird dadurch die normale Arbeit erleichtert bzw. sogar erst ermöglicht. Deswegen sind Ruhe und Entspannung physiologische Notwendigkeiten. Insbesondere der Mann mit sexuellen Schwierigkeiten sollte sich dieser Faktoren bewußt sein.

Man unterscheidet zwei Arten von Anspannung, die beide befriedigenden Sex verhindern können:

◆ Körperliche Anspannung, z.B.
  - Verspannungen oder Magendruck,
  - Zusammenbeißen der Zähne,
  - feuchte Hände usw.

◆ Gedankliche Anspannung, z.B.
  - Angst *("komme ich zu früh?")*,
  - Streßgedanken *("Oh je, sie kommt sicher erst in 1 Stunde zum Orgasmus")*,
  - Unsicherheit *("bin ich besser als mein Vorgänger?")* und
  - übertriebene Selbstbeobachtung *("bin ich gut? wie sehe ich aus?")*

> ☞ Derartige Spannungsmomente erschweren es Ihnen, Ihre Erregung und die angenehmen Empfindungen *wirklich* wahrzunehmen.
> Lernen Sie daher, Spannungen in Ihrem Körper und Geist bewußt wahrzunehmen und dann gezielt abzubauen. Insbesondere, wenn Sie das 3-Stufen-Programm ohne feste Partnerin absolvieren möchten, ist gezielte Entspannung und der Einsatz bildhafter Phantasie ein unverzichtbarer Baustein, den Sie im Rahmen Ihrer Behandlung als mentales Training unbedingt nutzen sollten.

In manchen Fällen hilft bereits ein vertrauensvolles, offenes Gespräch mit der Partnerin, um z.B. den Streß abzubauen, der aus der Angst resultiert, die Partnerin nicht völlig zufriedenzustellen. *"...ich habe selbst so große Angst, schon wieder zu früh zu kommen, so daß ich schon v o r dem Sex vollkommen verstört und verunsichert bin. Statt den Sex mit Dir zu genießen, denke ich immer daran, wie enttäuscht Du wahrscheinlich wieder sein wirst..."*. Eingeständnisse dieser Art verringern Spannung oder bauen sie sogar vollständig ab. Versuchen Sie es.

In den meisten anderen Fällen hilft gezielte Entspannungstechnik, körperliche und geistige Anspannungen zu lösen.
Die beim Entspannen oder Nichtstun "eingebüßte" Zeit ist daher auch keine *verlorene* Zeit sondern genau das Gegenteil. Dieser Aspekt ist für all diejenigen besonders wichtig, die sowieso meinen, keine Zeit zu haben und daher alles schneller machen wollen!
Jahrtausendealte Entspannungstechniken werden in heutiger Zeit immer häufiger eingesetzt, um dem allgemeinen Streß entgegenzuwirken und die Folgen der (Streß) Zivilisation abzumildern. Die meist aus dem fernen Osten kommenden Methoden wurden von Wissenschaftlern und Ärzten an die Bedürfnisse unserer Kultur angepaßt, so daß wirksame Methoden zur Selbstentspannung entstanden sind. Autogenes Training, diverse Formen von Yoga oder die Progressive Muskel-Entspannung sind nur einige Beispiele für Entspannungstechniken, die weithin bekannt und allgemein anerkannt sind.
Kein einziger Hochleistungssportler kommt heute ohne diese mentale Unterstützung aus: Leichtathleten, Tennis- und Schachspieler, Mannschaftssportler, Schwimmer und sogar Tänzer und Musiker erzielen dank modifizierter Entspannungsmethoden und durch die Bildung formelhafter Vorsätze herausragende Erfolge.

Autogenes Training nach *Prof. J. H. Schultz* hat sich im Rahmen der Therapie von sexuellen Problemen als erfolgreichste Unterstützungsmaßnahme von der Entspannungsseite her erwiesen. Wenn Sie keine entsprechenden Kenntnisse haben, und es Ihnen irgend möglich ist, besuchen Sie einen Kurs zum Autogenen Training. Jede Volkshochschule bietet derartigen Unterricht an. Die allermeisten Krankenkassen erstatten trotz Gesundheitsreformen und Sparmaßnahmen die Kursgebühren, da die grundsätzlich positiven Wirkungen dieses Trainings wissenschaftlich anerkannt sind. Wichtig ist dabei das Wissen, daß diese Methode nicht nur ein ausgezeichnetes Hilfsmittel gegen Ejaculatio praecox ist, sondern auch eine immense Verbesserung bei der Verarbeitung des täglichen beruflichen und privaten Streß bedeutet.

Spezielle Entspannungskassetten existieren heute in großer Anzahl und können zur Unterstützung des mentalen Trainings eingesetzt werden. Die Palette reicht von allgemeinen Einführungen in das Autogene Training (z.B. *Volker Dürr,* Autogenes Training für Einsteiger, Kassette/CD und Begleitheft, ca. 22 €, im Buchhandel) bis hin zu hochwertigen Spezial-CDs *(Michael J. Pfreunder*, Tiefenentspannung mit Suggestionen gegen vorzeitigen Samenerguß, ca. 18 €, nur zu beziehen beim Verlag Integrative Weiterbildung oder im Internet unter http://www.vorzeitigersamenerguss.de).

Sie werden sehr bald an sich selbst die allgemeinen und speziellen positiven Wirkungen des Entspannungstrainings feststellen: Migräne verschwindet, Sie sind produktiver bei der Arbeit und Sie sind sexuell mental gepowert! Sie können viel lockerer mit Sexualität umgehen, wenn Sie wissen, wie Sie sich im richtigen Moment entspannen. Sie sind nicht mehr beeinflußbar von negativen Gedanken, die einen ungewollten Samenerguß heraufbeschwören können, und Ihr Nervensystem nimmt frei von Blockaden alles auf, was Sie im Rahmen einer langen und intensiven Plateauphase beim Geschlechtsakt genießen möchten.

Einsatz von Phantasie zur Beseitigung von sexuellen Problemen

Erkenntnisse der modernen Hirnforschung werden heutzutage genutzt, um Verhaltensänderungen zu unterstützen und zu beschleunigen: Bildhafte Vorstellungen bzw. der Einsatz von Phantasie sind die wichtigsten Ansatzpunkte hierbei.

Die beiden vollkommen unterschiedlich arbeitenden Gehirnhälften des Menschen wirken auf alle seine Verhaltensmuster, egal ob diese bereits in den Erbanlagen definiert oder erst im Rahmen der Sozialisation erlernt worden sind. Die linke Gehirnhälfte ist für den rationalen, analytisch ausgerichteten Teil unserer Persönlichkeit zuständig, die rechte Hemisphäre dagegen dominiert den von Phantasie und Emotionen beherrschten Teil unseres Ich.

Sexuelle Wahrnehmungen und Phantasien laufen in der rechten Gehirnhälfte ab. Aus dem Unterbewußtsein heraus steuern sie unser gesamtes Sexualverhalten und bestimmen auch den Grad an sexueller Zufriedenheit in unserem Leben.

Der Mensch nimmt ca. 75% der auf ihn einströmenden Informationen visuell (=mit dem Auge) als Bild auf - ein Bild sagt mehr als tausend Worte, heißt es im Volksmund. Über den Einsatz *bildhafter Phantasien* läßt sich daher auch die Arbeit der rechten Hirnhälfte beeinflussen: körperliche Reaktionen sind die Folge.

☞ Bildhafte Phantasien erlauben es außerdem, reale Situationen im Kopf vorwegzunehmen und erst einmal *mental* zu durchleben. Sich eine neue Verhaltensweise zuerst im selbst definierten Raum der eigenen Phantasie vorzustellen, erleichtert es, dieses Verhalten später auch in der Realität an den Tag zu legen; Ängste werden von vorneherein gemildert, Problemsituationen werden frühzeitig erkannt und können als Generalprobe mehrfach geistig durchgespielt werden, bevor Sie sich in der Praxis bewähren müssen.

Der gezielte Einsatz Ihrer Phantasie hilft Ihnen im Verlaufe der zweiten Lernstufe, den Wechsel von den Masturbationsübungen zum Sex mit der Partnerin herbeizuführen: Bei den Masturbationsübungen können Sie *alleine* mit sich arbeiten. Das bis dahin Gelernte soll später aber auch in der Praxis des Koitus funktionieren - eine Situation, die durch die Phantasieübungen auch für Sie leichter faßbar wird.

Spielen Sie daher, sobald Sie im 3-Stufen-Programm dazu aufgefordert werden, insbesondere die Szenen bildhaft durch, die Ihnen Probleme bereiten wie z.B. der Zeitpunkt des Eindringens des Penis in die Vagina oder bestimmte, Sie besonders erregende, Stellungen.

Dieses mentale Training durch den konsequenten Einsatz der Phantasie ist nicht nur für den Übergang zum Geschlechtsverkehr hilfreich. Viele der Probleme, die im täglichen Leben auftauchen, lassen sich durch bildhafte Vorstellungen mental vorwegnehmen, was der Beseitigung der Schwierigkeiten sehr förderlich ist. Versuchen Sie es doch einfach einmal.

Körperbewußtsein und Empfindungsvermögen

Das männliche Körperbewußtsein ist heute oft unterentwickelt. Dies liegt unter anderem an einer Reihe sozialer Faktoren, die in unserer Gesellschaft bestimmen, daß es kaum eine legale Form der Berührung zwischen Männern gibt. Gegenseitiges Händeschütteln oder ein ruppiger Schlag auf den Rücken bilden die Ausnahmen, die jedoch in keiner Weise ausreichend sind, das Bedürfnis nach zärtlicher Berührung zu erfüllen. Denn Berührung und Körperbewußtsein sind eng miteinander verknüpft.
Die fast einzige Möglichkeit, ihr Berührungsbedürfnis tatsächlich auszudrücken,

erleben Männer beim Geschlechtsakt. Kein Wunder, daß Männer ihres eigenen Körpers so wenig kundig sind, ihn so wenig selbst berühren und die eigenen Empfindungen so wenig kennen. Somit wird auch verständlich, warum viele nicht in der Lage sind, die kritische Schwelle des Punktes ohne Wiederkehr rechtzeitig zu erkennen.

Vielleicht haben auch Sie sich noch nie die Zeit genommen, Ihren Körper und dessen Reaktionen genau zu beobachten? Kennen Sie Ihren Körper und können Sie ihn akzeptieren, so wie er ist? Wie sind Ihre Bewegungsabläufe und passen diese zu Ihrem sonstigen Erscheinungsbild? Wissen Sie vielleicht mehr über den weiblichen Leib als über Ihren eigenen Körper?
In anderen Bereichen gehen Sie sicher analytischer vor: Bei der Steuerung Ihres Autos haben Sie z.B. gelernt, Ihre Empfindungsfähigkeit für das Getriebe zu verbessern: Denn erst durch das richtige Spiel mit Gas, Bremse und Kupplung wird es möglich, mit dem KFZ an Ihr Ziel zu gelangen. Sie hören auf Motorgeräusche, spüren Vibrationen und wissen genau, wie sich das Lenkrad in einer Kurvenfahrt anfühlen muß. Und wenn Ihr Auto Kraftstoff oder eine Inspektion benötigt, sind Sie selbst daran interessiert, Ihrem Wegbegleiter diese "Wünsche" zu erfüllen. Warum also nicht Ihrem Körper?

Die im Lernprogramm beschriebenen *körperbezogenen Übungen* erleichtern den Einstieg in die daran anschließenden Masturbations- und Geschlechtsverkehrs-Übungen. Je besser Sie Ihren Körper kennen, um so leichter fällt es Ihnen, zu wissen wie, wo und wann Sie am erregbarsten sind; Sie erfahren außerdem, wie Sie bei Erregung reagieren und wo kritische Schwellen liegen.
Unter *Körper* wird hier Ihr *gesamter Organismus* einschließlich der Genitalien und Ihres Bewegungsapparates verstanden.

Geben Sie Ihrem Körper, was er braucht, und er wird Ihnen geben, was Sie sich wünschen! Denn Ihr Körper ist nicht einfach ein Instrument, das immer und ohne Pflege zur Verfügung steht! Er kann nicht nur *aussehen,* sondern auch *empfinden.*

Steigern Sie Ihre Empfindungsfähigkeit für die Bedürfnisse und die Reaktionen Ihres Körpers durch die körperbezogenen Übungen, das Sensualitätstraining und durch die folgenden Masturbationsübungen. So lernen Sie, den Punkt ohne Wiederkehr genau vorherzusehen und durch bestimmte Änderungen in Ihrem Verhalten hinauszuschieben.

Für Männer, die *mit einer festen Partnerin* üben, ist die Anleitung zum *Sensualitätstraining (vgl Hertoft, Masters und Johnson)* eine zentrale Übung zur Steigerung von Körpergefühl und Empfindungsfähigkeit: Sensualitätstraining bedeutet, den Einsatz all Ihrer Sinne beim Austausch von Berührung und Zärtlichkeiten (eventuell wieder neu) zu erlernen. Geben und nehmen Sie abwechselnd Zärtlichkeiten, ohne dabei Geschlechtsverkehr zu haben. So können Sie sich wirklich vollständig der Stimulation hingeben, ohne eine bestimmte Reaktion bei sich oder Ihrer Partnerin verhindern bzw. erreichen zu müssen. Der Leistungsdruck entfällt dadurch, und der Selbstverstärkungsmechanismus sexueller Probleme ist weitgehend ausgeschaltet. Dies sind optimale Übungsbedingungen zur Erreichung ejakulatorischer Kontrolle.

Masturbation

Unter Masturbation versteht man die Selbstbefriedigung des Geschlechtstriebes. Es handelt sich hierbei um Eigenstimulation, die auf erotische Erregung ausgerichtet ist und in einem Orgasmus gipfelt bzw. gipfeln kann.

Die noch zu Anfang dieses Jahrhunderts verbreitete Meinung, Masturbation führe zu körperlichen und geistigen Schäden, ist vom Standpunkt der Wissenschaft längst als eindeutig falsch erkannt worden. Die Gesellschaft tut sich aber immer noch schwer, Masturbation als integralen Bestandteil der Sexualität zu akzeptieren. Dabei ist Masturbation eine *erregende und lustvolle Selbsterfahrung,* und nicht nur Notlösung oder Ersatz für einen fehlenden Partner.

Auch heute noch haben viele Männer Schuld- und Schamgefühle, wenn sie sich selbst befriedigen. Die Angst, etwas "Verbotenes" zu tun, bei dem man "erwischt" werden könnte, steckt tief im Innersten. Dieser Umstand führt dazu, daß man(n) sich wenig Zeit beim Masturbieren läßt, möglichst schnell zum Orgasmus kommen will und die eigene Erregung gar nicht richtig genießt. Masturbation wird nicht als Möglichkeit gesehen, dem eigenen Körper etwas Gutes zu tun, sondern nur als Mittel, sich schnell sexuell abzureagieren.

Daraus resultieren zwei Probleme: Erstens verlernt der Mann dabei, sich umfassend auf seinen Körper zu konzentrieren. Zweitens kann es passieren, daß die hastigen Erregungsabläufe der Masturbation auf das Geschlechtsleben mit der Partnerin übertragen werden. Als Folge davon wird Ejaculatio praecox dann als normales Verhalten konditioniert und tritt fortan *immer* auf.

☞ Masturbationsübungen sind anerkanntermaßen der beste Weg, die Anfänge der Ejakulationskontrolle zu erlernen und die eigene Empfindungs- und Genußfähigkeit auszubauen. Die Lernenden haben den Vorteil, daß sie *alleine* experimentieren können, bevor sie sich unter realen Bedingungen bewähren müssen. Sie können sich vollständig auf sich selbst konzentrieren und müssen sich keine Gedanken darüber machen, wie sich ihre Sexualpartnerin gerade fühlt, und was deren eventuelle Wünsche und Bedürfnisse sind.
Männer, die den Koitus bereits einige kurze Minuten durchhalten, können alleine mit den Masturbationsübungen lernen, die schon vorhandene ejakulatorische Kontrolle weiter auszubauen.

Natürlich handelt es sich bei diesen Übungen ohne weibliche Ablenkung nur um ein *Zwischenstadium.* Sobald Sie einige Sicherheit darin haben, das Herannahen Ihrer Ejakulation zu erkennen, beinhaltet das Lernprogramm weitere Techniken, mit denen Sie die nächsten Stufen der Ejakulationskontrolle erarbeiten: Die Übungen zum Geschlechtsverkehr.

Geschlechtsverkehr

Kein Geschlechtsverkehr in den nächsten Wochen (Koitusverbot)

Die beste Methode zur Erreichung ejakulatorischer Kontrolle ist, während der ersten Stufen des Lernprogrammes vollständig auf Geschlechtsverkehr zu verzichten. Sie wollen lernen, Ihre Ejakulation beim Koitus zu beherrschen, sollten dabei aber Schritt für Schritt vorgehen. Denn beim Geschlechtsverkehr ist es natürlich am schwersten, den Point of no Return hinauszuzögern.

Sehen Sie sich jetzt schon das Leben eines enthaltsamen, keuschen Mönches führen, der in seiner schwarzen Kutte allem weltlichen Leben entsagt hat? Keine Sorge: Sie sollen nur lernen, den Austausch von Zärtlichkeiten und das Zusammensein mit Ihrer Sexualpartnerin *frei vom Druck* zur Leistung und zum Funktionieren zu genießen.

Ein Beispiel: Ein Fahranfänger wird seine erste Fahrstunde wahrscheinlich auf einem leeren Parkplatz oder in wenig befahrenen Seitenstraßen durchführen. Dort

behindert ihn niemand bei seinen Fahrübungen, und er stellt auch für die anderen keine Gefahr dar.
Stellen Sie sich diesen Anfänger im Berufsverkehr auf den Hauptkreuzungen der Stadt vor - die Folge wäre ein frustrierter, vielleicht sogar körperlich verletzter Fahrschüler, der sicherlich große Angst vor der nächsten Fahrstunde und dem Autofahren selbst hätte.

Sehen Sie sich momentan als Lernenden; die besten Lernerfolge erzielen Sie durch ungestörtes, gefahrloses Probieren neuer Verhaltensweisen zusammen mit dem *Verzicht auf Sex* in nächster Zeit.

Wenn diese Enthaltsamkeit für Sie nicht akzeptabel ist, schränken Sie sich in der Häufigkeit des Koitus soweit ein, wie es für Sie gerade noch hinnehmbar ist. Integrieren Sie das bisher Erarbeitete dann in das Zusammensein mit Ihrer Partnerin: Dies bedeutet insbesondere mehr manuelle oder orale Stimulation, mehr gemeinsames Körperempfinden und weniger Penetration. Die Ejakulationskontrolle wird Ihnen trotzdem noch des öfteren fehlen.
Wenn Sie sich gar nicht einschränken wollen, setzen Sie um so intensiver Ihre Masturbationsübungen fort, dann werden auch Sie Ihr Ziel erreichen.

Sollten Sie aufgrund von häufigem Geschlechtsverkehr während der ersten beiden Lernphasen zu keinem Fortschritt bei den Übungen kommen, müssen Sie Ihr Verhalten unbedingt nochmals im Sinne einer Erreichung Ihrer Ziele überdenken.

Einbeziehen der festen Partnerin

Bei den meisten der bisher beschriebenen Bausteine ist es egal, ob Sie eine feste, kooperative Partnerin haben oder nicht. Die Übungen haben unabhängig von der Partnerbeteiligung den gleichen Aufbau, sieht man einmal vom bereits beschriebenen Sensualitätstraining ab.
Bei den Übungen zum Koitus (=Geschlechtsverkehr) wird dies anders. Je nachdem, ob und wie Sie eine Partnerin einbeziehen können und wollen, haben diese Übungen einen völlig anderen Aufbau.

Die Erfahrung hat gezeigt, daß sich viele Männer scheuen, Ihre Partnerin in die Übungen offen und aktiv einzubinden. Akute Partnerschaftskonflikte und Rücksichtnahme sowie mangelndes Verständnis der Frau werden meist als Gründe für den Ausschluß der Dame angeführt.

Sicher - Sie können ejakulatorische Kontrolle auch alleine erlernen. Bedenken Sie dabei aber bitte folgende drei Punkte:
Erstens ist Ihre Partnerin wahrscheinlich verunsichert über das, was Sie zur Zeit unternehmen, um Ihre sexuellen Schwierigkeiten zu beseitigen. Sie wird daher Zweifel äußern und im Extremfall (unbewußt!) sogar soweit gehen, Ihre Übungen zu sabotieren.
Zweitens bringen Sie sich um die Chance, Ihre gesamte sexuelle Beziehung auf eine neue Plattform zu stellen: Das gemeinsame Training, der verbale Austausch über Empfindungen, das Geben und Nehmen von Zärtlichkeiten sind wunderschöne Erfahrungen, die Ihre Beziehung ganz unabhängig von Ihrem Lernprogramm bereichern. Andererseits kann es aber auch sein, daß tieferliegende Partnerschaftskonflikte bewältigt werden müssen, was nur *gemeinsam* möglich ist.
Drittens hat sich in der Praxis gezeigt, daß die Erzielung ejakulatorischer Kontrolle unter Einbeziehung einer Übungspartnerin schneller erreicht wird als bei selbständigem/alleinigem Üben. Insbesondere das Arbeiten mit vielen *verschiedenen* Damen ist schwierig durchzuführen, wie Sie den noch folgenden Ausführungen entnehmen können.

Daher die klare Empfehlung:

Wenn Sie in einer festen Beziehung leben, sollten Sie alles daransetzen, Ihre Partnerin für das 3-Stufen-Programm zu gewinnen und sie davon zu überzeugen, daß sie sich beteiligen soll. Letztendlich profitieren Sie beide von einem Erfolg. Es ist Ihre *gemeinsame* sexuelle Zukunft, um die es geht. Stellen Sie diesen Punkt klar heraus, um Unsicherheiten bei Ihrer Partnerin abzubauen, was denn wohl nach einem endgültigen Erfolg in einigen Wochen auf sie zukommt.
Wichtig ist hierbei natürlich auch, daß sich die Dame Ihrer Wahl nicht als Trainingsobjekt mißbraucht fühlt. Stellen Sie klar, daß es sich um eine zeitlich begrenzte Maßnahme handelt, in der Sie gemeinsam üben werden. Vereinbaren Sie außerdem, wie Ihre Partnerin im Anschluß an die Übung sexuell befriedigt werden möchte. Dann haben Sie die besten Voraussetzungen, Ihr großes Ziel sehr bald zu erreichen.

Umgang und Sex mit einer neuen Partnerin

Für Männer, die keine feste Partnerin haben, ist es wichtig, daß Sie Ihre nächste(n) Sexualpartnerin(nen) sorgfältig auswählen. Diese Auswahl ist auch dann angezeigt, wenn Sie das 3-Stufen-Programm gänzlich ohne Partnerin durchgeführt haben und sich danach um eine neue Beziehung kümmern möchten.

Der erste sexuelle Kontakt mit einer neuen Frau ist immer besonders kritisch in bezug auf Entspannung, In-sich-hineinspüren und Durchsetzen der eigenen Bedingungen. Immerhin dringt ein noch kaum bekannter Mensch wesentlich tiefer in Ihre Intimsphäre ein, als es im sonstigen Alltag der Fall ist.

Um die Unsicherheiten und Ängste, die sich zweifellos im Umgang mit einer neuen Partnerin ergeben, möglichst gering zu halten, sollten Sie daher möglichst langsam in die neue Beziehung einsteigen und sich erst besser kennenlernen, bevor Sie zu sexuellen Aktivitäten übergehen. Das genaue Vorgehen wird in der dritten Stufe des Lernprogramms beschrieben.

Zusatzübungen

In einigen wenigen Ausnahmefällen (ca. 3% - 5%) genügt das 3-Stufen-Programm alleine nicht, um die Ejaculatio praecox wirklich vollständig zu beseitigen. In diesen Fällen können aber die ab Seite 114 beschriebenen Zusatzübungen helfen, die sexuellen Schwierigkeiten dauerhaft zu beheben.

Die Zusatzübungen sind daher als *eigener Baustein* zu verstehen. Sie beschreiben eine Reihe von Fragestellungen, die Sie zum Nachdenken anregen sollen, um somit tieferliegende Erkenntnisse zu sammeln, unterbewußte Konflikte aufzudecken und zu lösen, und dadurch eine vollständige ejakulatorische Kontrolle auszubilden. Die Zusätze *ergänzen* das eigentliche Lernprogramm. Lesen Sie daher die folgenden Kapitel gründlich durch, um einen Überblick über die tiefgründenden Ausnahmefälle von Ejaculatio praecox zu bekommen. Wenn Sie selbst es für sinnvoll halten, können Sie sich dann zu den folgenden Themen Gedanken machen: Partnerschaft/Kommunikation, psychologischer Hintergrund und Rahmenbedingungen / Selbstbehauptung.

Partnerschaft und Kommunikation

Grundregeln im Umgang mit der Partnerin

Sollten Sie *nicht* zu der Gruppe der in diesem Kapitel angesprochenen Männer gehören, verzeihen Sie bitte, daß überhaupt auf diesen Aspekt eingegangen wird. Frauen bestätigen aber leider oft, daß auch heute noch viele Männer keinen Wert auf Dinge legen, die eigentlich selbstverständlich sein sollten.

Gerade in den nächsten Wochen kann eine kooperative Partnerin hilfreich sein. Insofern wäre es schade, diese Kooperation an einigen kleinen Selbstverständlichkeiten scheitern zu lassen. Es handelt sich hierbei jedoch nicht um auf die Sexualberatung beschränkte Ratschläge, sondern um Hinweise, die Sie bitte *immer* beherzigen sollten:

- Achten Sie auf Ihr Äußeres. Körpergeruch und schlechter Atem tun ein Übriges, das sexuelle Beisammensein zu einer Qual für die Partnerin werden zu lassen, die sie nicht gerne auf sich nimmt. Auch die typische "Fahne" nach Alkoholkonsum kann sehr lästig sein.

- Schaffen Sie eine Atmosphäre von liebevoller Zärtlichkeit, gegenseitigem Vertrauen und Harmonie, die Ihre Partnerin für Ihre momentane Unzulänglichkeit entschädigt. Zeigen Sie Ihre Zuneigung und Liebe mit allen Mitteln, die Ihnen zur Verfügung stehen: Mit dem Mund und den Händen, mit Worten, Taten, sonstigen Hilfsmitteln und mit Ihrer gesamten Liebesfähigkeit.

- Sorgen Sie dafür, daß Sie ungestört sind und es auch bleiben, wenn Sie mit Ihrer Partnerin sexuell verkehren. Angst vor Lärm oder ungebetenen Zuschauern führt zu beiderseitiger Nervosität, die verhindert, daß Sie sich völlig auf Ihre Empfindungen konzentrieren und das sexuelle Erlebnis genießen.

- Sprechen Sie über Verhütungsmittel: Sowohl über Empfängnisverhütung als auch über AIDS. Sprechen Sie über alles, was Sie sonst beunruhigen könnte, damit es geklärt ist. Auch der Mann, der schon seit Jahren mit der selben Partnerin zusammen lebt und liebt, kann hier Defizite haben.

Die richtige Kommunikation in der Partnerschaft

Zehn Minuten: - das deutsche Durchschnitts-Paar unterhält sich täglich nur zehn Minuten miteinander. Kein Wunder, daß die Kommunikation in immer mehr Beziehungen grundlegend gestört ist. Die Erfahrung zeigt, daß einige Paare nie gelernt haben, in geeigneter Weise miteinander zu kommunizieren. Andere Paare haben die ernsthafte Unterhaltung im Laufe diverser Konflikte wieder verlernt.

Vor allem die mangelnde Fähigkeit zum Zuhören führt dazu, daß sich die Mißverständnisse häufen, und Streit vorprogrammiert ist. Gerade in Zeiten sexueller Schwierigkeiten ist es jedoch wichtig, mit seiner Partnerin in geeigneter Weise zu kommunizieren und größtmöglichen Nutzen aus dem Zusammenspiel der Partner zu ziehen.

Die Einstellung gegenüber Frauen allgemein

Viele von vorzeitiger oder früher Ejakulation betroffene Männer fallen in die Kategorie "Chauvinist und Frauenfeind". Diese Männer können z.B. die sexuellen Reize einer Frau genauestens beschreiben, wissen aber tags darauf nicht einmal mehr den Namen oder die Augenfarbe der Dame, mit der sie zuvor sexuell aktiv waren. Es ist einfach nicht wichtig genug.
Der eingefleischte Chauvinist sieht im Sex vielmehr eine Gelegenheit, seine angebliche Überlegenheit zu bestätigen und verbindet mit dem Koitus den Wunsch, die Frau zu beherrschen und zu demütigen; *Macht* zeigt sich im Sinne von *Kontrolle und Sieg* über das andere Geschlecht. Man schenkt seiner Sexualpartnerin gerade genug Zeit, um sein eigenes Ziel zu erreichen: Selbstbestätigung *("wieder eine Frau, die mich liebt...")* und eigene Befriedigung *("alles andere ist egal...")*. Die typisch weiblichen Dinge wie weibliches Denken, Sensibilität, Persönlichkeit usw. interessieren dabei nicht im geringsten.

Dieser Aspekt trifft bei Ihnen wahrscheinlich nicht zu - sonst hätten Sie sich nicht dieses Buch gekauft. Prüfen Sie trotzdem genauestens Ihre inneren Einstellungen.

Übung 2
Meine Beziehung zum anderen Geschlecht

Benötigte Hilfsmittel:	Blatt Papier und Stift
Zeit:	20 bis 30 Minuten
Bemerkung:	keine

Schreiben Sie einen kurzen Aufsatz zum Thema "Warum ich die Frauen im allgemeinen und meine (Sexual-)Partnerin im besonderen liebe".

- Was ist Ihnen wichtig an den Frauen/Ihrer Partnerin? Was ist nicht wichtig?
- Bringen Sie mindestens sieben Punkte, die Ihnen wichtig sind, in eine Rangreihenfolge (z.B. 1. Ehrlichkeit, 2. Sexualität, 3. Spontaneität...). Begründen Sie die von Ihnen gewählte Folge.
- Sind Ihnen beim Schreiben Punkte aufgefallen, die Ihnen bisher wichtig waren, bei gründlichem Nachdenken aber eher unwichtig erscheinen? Oder umgekehrt Dinge, die wichtig sein sollten, es bisher aber nicht waren?
- Gibt es Dinge, die Ihnen an Frauen im allgemeinen oder an Ihrer Partnerin im besonderen grundsätzlich mißfallen? Bekommen Sie schlechte Laune, wenn Sie an bestimmte Eigenschaften des weiblichen Geschlechts denken? Versuchen Sie auch hier, mindestens sieben Punkte aufzuzählen, die für Sie das Negative an der Frau ausdrücken.

Ziehen Sie ein Resümee: Wie ist Ihre Einstellung zum anderen Geschlecht? Lehnen Sie die Frau oder das Weibliche allgemein ab? Wollen Sie etwas daran ändern?
Wie ist Ihre grundsätzliche Einstellung zu anderen Menschen? Wenn Sie es für sinnvoll halten, nutzen Sie die Chance, einmal ausführlich darüber nachzudenken.

Es lohnt sich durchaus, seine Einstellung zum weiblichen Geschlecht zu überdenken und zum Positiven zu verändern. Respekt, Achtung und Gleichberechtigung im Umgang mit anderen Menschen (unabhängig von deren Geschlecht) machen *Sie selbst* zu einer beliebten und geachteten Person. Mit dieser Stärke und diesem Selbstbewußtsein können Sie frei und unbefangen auf Ihre Sexualpartnerin zugehen und werden beim Geschlechtsverkehr viel offener und freizügiger reagieren, als Sie dies bisher getan haben.

Psychologischer Hintergrund

Angst und Ejaculatio praecox

Angst ist einer der Hauptfaktoren bei der Entstehung und Aufrechterhaltung von Ejaculatio praecox. Denn in kaum einer anderen Situation sind wir nackter, entblößter und damit verletzbarer als beim Koitus: Es ist nicht nur die Kleidung, die dabei fallengelassen wird, sondern viele weitere Schutzhüllen der Persönlichkeit.

Angst vor dem Geschlechtsverkehr bewirkt daher *immer*, daß dieser mittels Ejaculatio praecox kurz ausfällt. Solange auch Sie unter einer wie auch immer gearteten sexuellen Angst leiden, können Sie den Geschlechtsverkehr nicht genießen, sich nicht auf Ihre Gefühle konzentrieren und Ihre Ejakulation somit kaum steuern. Wenn dieses Thema für Sie relevant sein sollte, finden Sie heraus, wo und wie Sie von Ihren Ängsten momentan behindert werden.

Schnelligkeit und Zeit in Ihrem Leben

Viele Männer, die von Ejaculatio praecox betroffen sind, meinen, zu wenig Zeit zu haben. "Schnell" wurde ihnen als "gut" und "richtig" anerzogen - Trödelei ist dagegen negativ und schädlich. In den meisten Situationen trifft dies den Kern unserer Leistungsgesellschaft - nicht jedoch bei der Sexualität.

Wie ist Ihr Verhältnis zu Schnelligkeit und Zeit? Sind Sie jemand, der den Sekunden hinterherjagt, oder können Sie sich bewußt Zeit nehmen und diese mit gutem Gewissen genießen? Sollten Sie hier, insbesondere im Hinblick auf Ihr Sexualleben, etwas ändern?

Ejaculatio praecox als Schutzwall

Es ist auf Anhieb nicht leicht zu verstehen, aber sexuelle Probleme können eine positive Funktion ausüben. Ejaculatio praecox wirkt in manchen Fällen als ein *Schutzwall* für die betroffene Person. So wird die E.p. zum Beispiel oft als Ausrede benutzt, sich nicht fester an eine Frau binden zu können. Die unbewußte Bindungsangst steht hierbei im Vordergrund. Viele weitere Gründe für die subjektiv empfundene Notwendigkeit eines Schutzwalls lassen sich finden.

Ganz selten wird dem Mann die Schutzfunktion bewußt: Er bemüht sich nach bestem Wissen und Gewissen, sein Problem zu beseitigen, aber auf unterbewußter Ebene wird jeder Lösungsansatz sofort blockiert. In diesem Fall bietet erst das in der Zusatzübung angebotene Verfahren der Bewußtmachen des Schutzwalls einen erfolgversprechenden Ansatzpunkt in der Behandlung von Ejaculatio praecox.

Leistung und Hingabe

In der Werteskala von heute stehen Attribute wie "Leistung" und "Dominanz" auf den obersten Plätzen. Das ständige Sich-Positionieren und Ankämpfen gegen vermeintliche Konkurrenten verhindert gerade im sexuellen Bereich jedes Aufkommen von Intimität, Gefühl und lustvollem Beisammensein. Sexuelle Probleme sind dann nicht selten die Folge.
Können Sie sich hingeben? Können Sie Lust und Liebe geschehen lassen und annehmen? Oder ist Ihr Geschlechtsleben vom machistischen Leistungsgedanken dominiert? Bei Bedarf lesen Sie den entsprechenden Text in den Zusatzübungen.

Rahmenbedingungen und Selbstbehauptung

Gewisse Rahmenbedingungen müssen erfüllt sein, um ein störungsfreies Geschlechtsleben führen zu können. Dies betrifft alle Ihre Erwartungen bezüglich der äußeren Umstände, die jedes sexuelle Erlebnis begleiten: z.B. der Zeitpunkt, zu dem Sie Sex haben, Ihr emotionaler Zustand beim Koitus, Gesundheit, Eigenschaften der Partnerin und alle sonstigen Aspekte (Rahmenbedingungen), die aus *Ihrer* Sicht für einen befriedigenden Geschlechtsakt notwendig sind.

Frauen - insbesondere der jüngeren Generation - haben inzwischen sehr wohl gelernt, ihre Wünsche und Bedingungen zum Ausdruck zu bringen. Nun ist es auch an den Männern, diesen Schritt zu tun, ohne sich schwach und feige vorzukommen. Im Gegenteil: Nur, wer den Koitus bei nicht erfüllten Rahmenbedingungen ablehnen kann, wird ihn auf der anderen Seite auch *wirklich* annehmen und genießen können.

Lernen Sie daher (bei Bedarf), Ihre Bedingungen für eine befriedigende Gesamtbeziehung herauszufinden und diese dann auch einzufordern. Die Fähigkeit zum Einfordern wird hier als *Selbstbehauptung* bezeichnet. In diversen Zusatzübungen können Sie lernen, sich von nun an besser selbst zu behaupten.

III. Teil: Das 3-Stufen-Programm zur Beseitigung von vorzeitigem Samenerguß

Vorbereitungen / erste Übungen

Nur selten sind Männer in der Lage, ihre sexuellen Probleme initiativ anzugehen und zu klären. Als "Indianer, die keinen Schmerz kennen", verneinen sie Gefühle und "lösen" ihre Probleme in typisch männlicher Weise durch Abwehr, Ausweichen und Resignation.
Anders bei Ihnen. Sie haben die Initiative ergriffen und schon sehr bald wird es sich für Sie lohnen. Mit den vorliegenden Unterlagen haben Sie jetzt endlich die Möglichkeit, Ihre individuellen Schwierigkeiten für immer zu beseitigen. So viele Männer haben es bereits vor Ihnen geschafft - in wenigen Wochen können daher *auch Sie* ein neuer Mensch sein.

Nachdem Sie das vorangehende Kapitel über die Bausteine des Lernprogramms gründlich gelesen und verstanden haben, machen Sie sich bitte nochmals die folgenden Punkte bewußt:

1. Das Erlernen von Ejakulationsbeherrschung ist - zum Beispiel im Vergleich zur Behandlung von Impotenz - sehr einfach. Die Behandlungszeit ist relativ kurz und die Erfolgsquoten liegen bei 80% bis fast 100% *(vgl. Hertoft).* Eigene Erfahrungen bestätigen diese guten Aussichten nachdrücklich.

2. Die meisten Männer haben *gelegentlich* eine frühe Ejakulation. Solange es sich hierbei um Situationen nach langer Enthaltsamkeit handelt, oder großer physischer oder psychischer Druck vorliegt, ist das ein normales Phänomen, das keine weiteren Auswirkungen hat.
   Sie leiden *regelmäßig* unter dieser Schwierigkeit - hierfür gibt es ganz gezielte Hilfe: Um Ihren speziellen Punkt ohne Wiederkehr zu finden, werden Sie eine Reihe von Masturbationsübungen und Folgeübungen für den Geschlechtsverkehr absolvieren. So lernen Sie, diese kritische Schwelle rechtzeitig zu erkennen und dann immer weiter hinauszuschieben. Ziel ist, Ihren Samenerguß zu kontrollieren, ohne für den Rest Ihres Lebens auf das Übungsmaterial oder sonstige Hilfen angewiesen zu sein.

3. Die größte Schwierigkeit, die es bei jedem sexuellen Problem zu überwinden gilt, ist der sogenannte *Selbstverstärkungsmechanismus:* Wenn Ejaculatio praecox das erste Mal auftritt, neigt der betroffene Mann dazu, das Problem überzubewerten und sich selbst unter einen erheblichen Leistungsdruck zu setzen. Zusammen mit einer eventuellen Versagensangst oder Druck von Seiten der Partnerin ist damit bereits eine hohe Wahrscheinlichkeit gegeben, daß

die Schwierigkeit auch beim nächsten Mal wieder auftreten wird - sich selbst verstärkt. Diesen Teufelskreis gilt es durch gezielte Verhaltensänderung zu durchbrechen.

4. Eine kooperative Partnerin erleichtert den gesamten Prozeß. Wenn Sie in einer festen Beziehung leben, sollten Sie deswegen Ihre Partnerin *aktiv* in Ihr Programm einbeziehen. Ihre späteren Übungen zum Geschlechtsverkehr werden davon abhängen, wie stark Sie Ihre Sexualpartnerin einbeziehen können. Auch kann es sein, daß gewisse partnerschaftliche Konflikte bewältigt werden müssen, was nur in einem *gemeinsamen* Programm geschehen kann.
   Da die gesamte Qualität Ihrer Beziehung betroffen ist, wäre es außerdem nicht fair, die Dame von Ihrer Arbeit auszuschließen. Das Programm ist daher entsprechend untergliedert, je nachdem, ob Sie alleine oder als Paar üben werden.
   Selbstverständlich erreichen auch Männer ohne eine feste Partnerin ihr Ziel: Die moderne Sexualberatung ist inzwischen derart ausgereift, daß auch alleinstehende Männer beste Chancen auf eine Beseitigung ihrer Störung haben.

5. Nicht übersehen werden darf außerdem Ihr psychologischer Hintergrund: Eine ganze Reihe von Übungen wird Sie - bei Bedarf - zum Nachdenken über sich selbst, Ihre Einstellungen und über Ihr soziales Umfeld anregen. Hier fließt auch das Thema Entspannung mit ein.
   Dieser Teil des ganzheitlichen Vorgehens fördert einen *langfristig* anhaltenden Erfolg Ihrer Arbeit.

6. Die gesamte Planung ist so ausgelegt, daß Sie etwa drei bis vier Stunden Zeit pro Woche aufbringen sollten. Eine halbe Stunde pro Tag ist als Minimum anzusehen. Bitte unterschreiten Sie diese Zeit nicht. Überlegen Sie, worauf Sie in den nächsten Wochen freiwillig verzichten wollen (z.B. weniger fernsehen, weniger Überstunden...) und nutzen Sie diese Zeit konsequent, um Veränderungen an Ihrem Geist und Körper zu erarbeiten.

Nun liegt es an Ihnen, die folgenden Übungen ernsthaft und konsequent durchzuführen und für ca. zwei bis drei Monate einige nicht immer einfache Veränderungen im Ablauf Ihres Geschlechtslebens hinzunehmen. Das Üben wird manchmal nicht leicht sein; es ist Arbeit! Arbeit an sich selbst, Analyse des eigenen Verhaltens und Anwendung genauer Vorschriften: Arbeit mit Geist und Körper. Was sonst ein Vergnügen ist, muß vorübergehend als ernste Arbeit aufgefaßt werden. Dann werden Sie sehr bald Fortschritte feststellen.

Und es wird auch Rückschläge geben - wie immer im Leben. Sie scheinen nicht mehr weiter voranzukommen und das mechanische Üben bereitet Ihnen keine rechte Freude. Aber dann, am nächsten Tag oder nächsten Freitag kommen Sie wieder voran und machen große, motivierende Fortschritte. Genau wie bei allen anderen Lernprozessen des Lebens auch.

Vielleicht wäre es möglich, das Programm schneller zu beenden, indem Sie manche Übungen weglassen oder seltener durchführen. Bedenken Sie aber bitte eines: Hier sollen Sie lernen, sich *Zeit zu lassen.* Sie wollen *nachhaltige Erfolge* erzielen. Dies erreichen Sie nur, wenn Sie den vorgeschriebenen Übungsplan einhalten und nicht versuchen "schneller" oder "früher fertig" zu sein...

Der Lohn für Sie und Ihre Partnerin ist riesig: Nach Ablauf des Programms werden Sie das gesamte Spektrum Ihrer Sexualität verbessert haben, können den Koitus frei von Angst und Hemmung genießen und kennen die Mechanismen, die Ihren Samenerguß beeinflussen. Diese neue Sicherheit im sexuellen Bereich überträgt sich rasch auch auf alle anderen Aspekte Ihres Lebens. Nach Überwindung der bisher als unlösbar angesehenen Ejaculatio praecox verfügen Sie über ein immens gestärktes Selbstvertrauen, das sich in positiver Weise auf Bereiche wie Familie, Beruf und allgemeines Wohlbefinden überträgt.

> ☞ Denn das Wissen dieses 3-Stufen-Programmes verändert nicht nur Ihr Sexualleben, sondern beeinflußt Ihre gesamte Persönlichkeit. Dies liegt an dem umfassenden integrativen Ansatz, der hier gewählt wird. Viele Kapitel lassen sich auch auf Ihre nicht-sexuellen Lebensbereiche übertragen - ein Zusatznutzen, den Sie gratis und mit gutem Gewissen aufnehmen können.

Momentaufnahme und Vision

Erfahrungen haben gezeigt, daß die Wahrscheinlichkeit einer Veränderung sexueller Verhaltensweisen abhängig ist von einer detaillierten Momentaufnahme und einer ebensolchen Vision *(vgl. Zilbergeld).*
Momentaufnahme beinhaltet hierbei die exakte Darstellung Ihrer momentanen sexuellen Situation.
Vision dagegen ist die möglichst konkrete Beschreibung Ihrer Ziele, die Sie in den nächsten Wochen erreichen wollen. Die Vision macht den zukünftigen Weg und die dahinterstehenden Werte erkennbar. Sie ermöglicht Orientierung und gibt Ihnen etwas, womit Sie sich identifizieren können.

Eine Vision entwickeln heißt, sich ein Schloß bauen und darin ein- und ausgehen. Wo eine Vision ist, ist auch ein Weg!

Entwickeln Sie eine konkrete Vorstellung, ein detailliertes Bild von dem, was Sie erreichen möchten. Dann sind Sie bereits ein großes Stück vorangekommen. Die Übungen "Momentaufnahme" und "Vision" helfen Ihnen dabei.

Übung 3
Momentaufnahme

Benötigte Hilfsmittel:	Blatt Papier und Stift
Zeit:	30 Minuten, in 2 Tagen nochmals 15 Minuten zum Überarbeiten
Bemerkungen:	keine

Erstellen Sie eine Liste, die Ihr momentanes Geschlechtsleben ausführlich beschreibt. Formulieren Sie so konkret wie möglich. Machen Sie detaillierte Beispiele, wenn Sie es für sinnvoll halten. Gehen Sie dabei insbesondere auf die folgenden Teilfragen ein:

- Welche Dinge empfinden Sie als besonders positiv in Ihrem Sexualleben? Was macht Ihnen Freude? Wie zeigen Sie diese Freude? Was war Ihr schönstes sexuelles Erlebnis?
- Was empfinden Sie als negativ und unbefriedigend? Welche Probleme treten auf? Wann treten sie auf? Wie reagieren Sie darauf?

Schenken Sie beiden Teilfragen dieser Übung die gleiche Aufmerksamkeit. Wenn Ihnen nichts zu den Fragen einfallen will, ist das nicht schlimm: Legen Sie Papier und Stift beiseite und beginnen die Übung zu einer anderen Tageszeit oder an einem anderen Tag noch einmal. Lassen Sie sich Zeit und versuchen Sie, sich an besonders positive und negative Beispiele aus jüngerer Vergangenheit zu erinnern und diese in Ihre Liste aufzunehmen.

Übung 4
Vision

Benötigte Hilfsmittel: Blatt Papier und Stift
Zeit: 45 Minuten, in 2 Tagen nochmal 15 Minuten zum Überarbeiten
Bemerkungen: keine

Die Vision macht den zukünftigen Weg und die dahinterstehenden Werte erkennbar. Sie ermöglicht Orientierung und gibt Ihnen etwas, womit Sie sich identifizieren können. Denn nur, wenn Sie Ihr Ziel kennen, können Sie sich daraufzubewegen und eventuell entstehende Probleme von vorneherein vermeiden (oder aber gezielt beseitigen). Seien Sie bei der vorliegenden Übung daher so detailliert wie möglich; vermeiden Sie pauschale Formulierungen. Wenn Sie genau wissen, wo Sie stehen und wohin Sie wollen, werden Sie Ihre Ziele wesentlich rascher und vollständiger erreichen, als wenn Sie z. B. nur pauschal die Vision formulieren, beim Geschlechtsverkehr länger durchhalten zu wollen. Warum wollen Sie *länger durchhalten*? Was bedeutet *"länger"?* Was sind die *eigentlichen Ziele*, die dahinterstecken?

◆Erstellen Sie eine detaillierte Liste, wie Sie sich Ihr Geschlechtsleben in Zukunft vorstellen (Ihre Vision).
Erläutern Sie darin auch ausführlich und präzise, was sich im Rahmen der Vision alles ändern muß. Je konkreter und spezifischer Sie sich Ihre Vision (Ihr Schloß) schaffen, um so leichter meßbar wird Ihr Erfolg sein.

◆Auf Ihrem Weg zum Ziel gibt es aber auch Hindernisse (z.B. Lernfaulheit, fehlende Unterstützung der Partnerin,...). Machen Sie sich Gedanken zu möglichen Problemen, die auftreten könnten und skizzieren Sie diese. Überlegen Sie, wie diese Hindernisse beseitigt werden können.

Wenn Ihnen momentan nichts zu den Fragen einfallen will, ist das nicht tragisch: Zwingen Sie nichts herbei - es wäre nicht im Sinne eines guten Ergebnisses. Legen Sie Papier und Stift beiseite und versuchen es später noch einmal.

Medizinischer Hintergrund

Im Sinne einer gründlichen und vollständigen Vorbereitung sollte zuerst der medizinische Hintergrund angesprochen werden, auch wenn er nur in ganz wenigen Fällen Relevanz hat. Ohne die medizinischen Grundlagen vertiefen zu wollen, sind in diesem Zusammenhang die folgenden vier Themenbereiche zu nennen:

◆ Hormonelle Eingriffe:

Hormonbehandlungen sind immer besonders kritisch auf ihre Wirkung im Sexualbereich hin zu prüfen. Dies gilt auch, wenn die Hormonbehandlung eigentlich einem anderen Zweck dient(e) und/oder bereits seit längerem abgeschlossen ist.

◆ Krankheitsbild / gesundheitliche Störungen:

Bestimmte Krankheiten bzw. Leiden, die noch nicht vollständig ausgeheilt sind, können unter Umständen eine Ejaculatio praecox *fördern.* Hierzu zählen insbesondere Diabetes (Zuckerkrankheit), akut schmerzhafte Entzündungen an Prostata, Niere, Blase sowie alle anderen Entzündungen im sonstigen Genitalbereich.
Auch schwere Depressionen oder Psychosen sind hier zu nennen. In diesen Fällen können die Übungen des Lernprogramms den "Lernprozeß Ejakulationsbeherrschung" zwar unterstützen; Depressionen oder Psychosen sollten aber *unbedingt* von einem Arzt Ihres Vertrauens behandelt werden, damit das Programm zu seiner vollen Wirkung kommen kann.

◆ Medikament-Einnahme:

Bei einigen Krankheiten ist es notwendig, Medikamente zu verabreichen, die als Nebenwirkung Ihr Reaktionsvermögen herabsetzen. Dies wirkt sich auch auf Ihre sexuelle Wahrnehmung aus und ist daher bei Ihren Bemühungen zu berücksichtigen. Insbesondere zu nennen sind hier Alkohol-Entwöhnungsmittel, Antidepressiva, Anti-Epileptika und sonstige, auf das Gehirn wirkende Präparate (erkennbar an dem Hinweis "...setzt die Reaktionsfähigkeit herab..."), wenn sie über mehr als sechs Monate hinweg kontinuierlich eingenommen werden.

◆ Alkohol- und Nikotinkonsum:

Während eine geringe Menge an Alkohol oder Nikotin sicherlich eine anregende und lockernde Wirkung haben kann, verkehrt sich dieser Vorteil bei übermäßigem Genuß schnell in einen Nachteil: Insbesondere die Einnahme direkt vor dem Sexualakt blockiert nämlich Ihr Nervensystem insoweit, als das Empfindungsvermögen und die Wahrnehmung von (nicht/)sexuellen Reizen beeinträchtigt ist. Darunter wiederum leidet Ihre Fähigkeit zur Ejakulationskontrolle.

Wenn keiner der oben genannten Punkte auf Sie zutrifft, können Sie bereits jetzt mit der ersten Stufe des Programms zur Beseitigung von vorzeitigem Samenerguß beginnen. Ansonsten beachten Sie bitte unbedingt die folgenden Hinweise:

1. Setzen Sie keines der verabreichten Hormonpräparate bzw. Medikamente überstürzt ab. Ihr Hausarzt hat sicher einen guten Grund, Ihnen das Mittel zu verschreiben. Besprechen Sie mit Ihrem Arzt, ob und in wieweit die Ejaculatio praecox bei Ihnen im Zusammenhang mit den Medikamenten/Hormongaben stehen kann.

2. Falls Sie von einer der oben genannten Krankheiten/Leiden betroffen sind, sollten Sie vorsorglich mit Ihrem behandelnden Arzt über Ihre sexuellen Schwierigkeiten sprechen. Dies gilt insbesondere dann, wenn die E.p. erst in Verbindung mit einer der beschriebenen Krankheiten/Leiden aufgetreten ist und seither Bestand hat.

3. Befinden Sie sich bereits in psychotherapeutischer Behandlung wegen schwerer Depressionen oder aufgrund einer Psychose, sollte diese Behandlung auf jeden Fall erst zu Ende gebracht werden. Auch eine laufende Behandlung wegen Impotenz sollte erst erfolgreich abgeschlossen werden. Die hier beschriebenen (verhaltens- und lerntheoretisch ausgerichteten) Ansätze zur Erzielung ejakulatorischer Kontrolle können sonst nicht vollständig wirken.

4. Schränken Sie übermäßigen Alkohol- und Nikotingenuß insbesondere vor Ihren Übungen und vor dem Koitus ein. Nur dann ist Ihr Gehirn frei, um das bisher Erlernte anzuwenden, kritische Schwellen bewußt wahrzunehmen und neue Erkenntnisse aufzunehmen.

Das 3-Stufen-Programm zur Beseitigung von vorzeitigem Samenerguß

Sie haben nun bereits einige Informationen über Sexualität in der heutigen Zeit sowie über sexuelle Reaktionsmechanismen erhalten (S. 22 - 32). Sie haben außerdem die Übung zur zeichnerischen Gestaltung Ihres Reaktionszyklus gemacht, Ihre Momentaufnahme und Vision schriftlich festgehalten sowie Fragen zu Ihrem persönlichen medizinischen Hintergrund bearbeitet; der Grund für das befristete Koitusverbot (S. 39/40) ist Ihnen klar und Sie halten sich daran.
Dies sind die unabdingbaren Voraussetzungen für den Start der ersten Stufe des Lernprogramms. Erfahrungsgemäß dauert diese Vorarbeit ein bis vier Wochen. Haben Sie weniger als fünf Tage gebraucht, waren Sie auf jeden Fall zu schnell!

Jede der drei Stufen des Lernprogramms wird nach dem gleichen Schema beschrieben. Es ist einen klarer, leicht verständlicher Aufbau:

- *Ziele*: Zu Beginn werden die Ziele definiert, welche Sie auf der jeweils aktuellen Stufe erreichen sollen.

- *Erläuterungen/Übungen*: In der Erläuterung wird kurz und prägnant beschrieben, wie Sie vorgehen müssen, um Ihr Ziel zu erreichen. Den Erläuterungen folgen jeweils die ausführlichen Übungsanleitungen. Diese sind in einer verständlichen Sprache gehalten, mit vielen Beispielen und Abbildungen versehen, so daß keinerlei Mißverständnisse auftreten können.

- *Zeitplan*: Dieser Plan gibt Ihnen einen Überblick über den Ablauf der aktuellen Stufe. Er ist nach Tagen untergliedert.
  Das genaue Timing der einzelnen Übungen ist natürlich Ihnen und Ihrer persönlichen Situation überlassen. Nur Sie selbst können bestimmen, ob Sie z.B. den zeitlichen Schwerpunkt Ihres Arbeitens auf die Wochenenden legen wollen / müssen oder lieber auf die normalen Wochentage.
  Streichen Sie die vorgeschlagenen Termine und ersetzen Sie sie durch Ihre eigenen. Sie selbst bestimmen über Lernort, -zeit und -geschwindigkeit. Es empfiehlt sich, z.B. am Wochenanfang die nächsten sieben Tage durchzuplanen, wenn man ungefähr weiß, was in der laufenden Woche ansteht.

- *Checkliste*: Eine kurze Checkliste zum Schluß einer jeden Stufe dient als Lernkontrolle und stellt sicher, daß Sie keinen der wichtigen Punkte vergessen haben.

Erste Stufe: Entspannung - Empfindung - Erregung

Ziele:

(1) Lernen Sie Ihren *Körper* besser kennen, und steigern Sie dadurch Ihr *Empfindungsvermögen.*

(2) Lernen Sie anhand der ersten *Masturbationsübungen*, Erregung über einen längeren Zeitraum hinweg zu genießen und den Punkt ohne Wiederkehr rechtzeitig zu erkennen.

(3) Erkennen Sie Streß und Leistungsdruck als potentielle Auslöser von E.p., und lernen Sie, diese Faktoren durch *gezielte Entspannung* auszuschalten.

Erläuterungen/Übungen:

(1) Vielleicht haben Sie sich noch nie die Zeit genommen, Ihren Körper und dessen Reaktionen genau zu betrachten. Kennen Sie Ihren Körper und können Sie ihn akzeptieren, so wie er ist? Wie sind Ihre Bewegungsabläufe und passen diese zu Ihrem sonstigen Erscheinungsbild? Wissen Sie vielleicht mehr über den weiblichen Leib als über Ihren eigenen Körper?

Die *körperbezogenen Übungen (vgl. Harman und Fithian)* sind ein wichtiger Teil des Programms, der den Einstieg in die Masturbations- und Geschlechtsverkehrs-Übungen vorbereitet. Je besser Sie Ihren Körper kennen, um so leichter fällt es Ihnen später, zu wissen, wie, wo und wann Sie am erregbarsten sind. Sie erfahren außerdem, wie Sie bei Erregung reagieren und wo kritische Schwellen liegen.

Steigern Sie Ihre Empfindungsfähigkeit und lernen Sie so, den Punkt ohne Wiederkehr rechtzeitig vorherzusehen und dann durch bestimmte Änderungen in Ihrem Verhalten hinauszuschieben.
Beginnen Sie mit den Erforschungs- und Massageübungen als Einstieg. Die daran anschließende Kegelübung *(vgl. Kegel)* ist besonders wichtig: Mit dieser Übung stärken Sie Ihre Beckenbodenmuskulatur und schaffen damit eine körperbezogene Grundlage ejakulatorischer Kontrolle. Die Kegelübung wird Sie daher durch alle Stufen des Lernprogramms begleiten.
Ähnliches gilt für die Hüftschwung-Übung, die Ihr Gespür für Beckenregion und Bewegungsablauf verbessert.

Übung 5
Erforschen Sie Ihren Körper

Benötigte Hilfsmittel:	ein großer Spiegel, in dem Sie Ihren ganzen Körper gut betrachten können; ein Handspiegel
Zeit:	20 Minuten
Bemerkungen:	keine

Sorgen Sie dafür, daß Sie nicht gestört werden können und daß der Raum, in dem Sie sich aufhalten, gut beheizt ist. Legen Sie dann all Ihre Kleider ab.

Betrachten Sie Ihren Körper in allen seinen Einzelheiten in einem großen Spiegel. Ein zusätzlicher kleiner Handspiegel kann sehr hilfreich sein, wenn es darum geht, auch "um die Ecken" zu sehen. Betrachten Sie Kopf, Brust, Rücken, Arme, Hände, Bauch, Genitalien, Gesäß, Beine und Füße aus verschiedenen Blickwinkeln. Gehen Sie sowohl nahe an den Spiegel als auch weiter weg, und betrachten Sie sich genau. Stehen Sie aufrecht? Wie sieht Ihr Körper im Profil aus?
Sie sollten auch einmal Ihre Hals- und Nackenmuskeln ansehen, Ihre Brustwarzen betrachten, die Rippen, den Nabel, die Hüften. Schauen Sie sich die Form Ihrer Beine, Knie und Füße an. Betrachten Sie Ihren Penis und Hodensack. Schauen Sie sich im Spiegel in die Augen. Lassen Sie sich Zeit, und experimentieren Sie mit Raum, Spiegel und Körper.
Was gefällt Ihnen an Ihrem Körper? Was gefällt Ihnen nicht? Wenn Sie bestimmte Körperteile ablehnen: Gibt es einen Grund dafür?

Schenken Sie Ihrem Körper in den nächsten Wochen *immer* die wohlwollende Aufmerksamkeit, die er verdient. Dies gilt nicht nur während des Geschlechtsaktes, sondern bei allen sich bietenden Möglichkeiten: Wenn Sie sich z.B. mit einem rauhen Handtuch abtrocknen, sich eincremen, am Strand im Sand liegen und den Wind auf Ihrer Haut spüren, sich selbst massieren usw.
Ihr Körperbewußtsein und die gesamte Beziehung zu Ihrem Leib werden sich dadurch verbessern, was sich dann wieder positiv auf Ihr Sexualleben auswirkt.

Übung 6
Selbstmassage

Benötigte Hilfsmittel:	Massage- oder Körperlotion, weiche Unterlage
Zeit:	20 Minuten
Bemerkungen:	keine

Legen Sie all Ihre Kleider ab und machen Sie es sich auf einer weichen Unterlage bequem. Sorgen Sie dafür, daß der Raum, in dem Sie sich aufhalten, gut beheizt ist, und daß Sie nicht gestört werden können. So ist es am einfachsten für Sie, sich vollkommen auf Ihre Körperempfindungen zu konzentrieren.

Beginnen Sie, sich selbst mit einer Massage- oder Körperlotion einzureiben, zu streicheln und zu massieren. Fangen Sie bei den Füßen an und arbeiten sich bis zum Kopf nach oben (oder umgekehrt). Konzentrieren Sie sich dabei genau auf den Körperteil, den Sie gerade berühren, und nehmen Sie alle Empfindungen bewußt wahr.

Versuchen Sie verschiedene Varianten der Berührung: Kneten, Streicheln, kreisende Bewegungen, leichtes Kratzen usw. Suchen Sie die weichen, halbweichen und knochigen Stellen Ihres Körpers. Verrenken Sie sich dabei nicht - bearbeiten Sie nur die Stellen, die Sie problemlos erreichen.

Welche Art der Berührung ist Ihnen am liebsten? Wo ist es Ihnen am liebsten? Gibt es Punkte, an denen Ihnen die Massage unangenehm ist? Würden Sie die Übung gerne mit Ihrer Sexualpartnerin wiederholen?

Wenn Sie diese Übung erregt - insbesondere beim Massieren der Genitalien - so ist das völlig normal. Genießen Sie es, aber masturbieren Sie (noch) nicht.

Übung 7
Erforschen Sie Ihre Genitalien

Benötigte Hilfsmittel:	Handspiegel, weiche Unterlage
Zeit:	20 Minuten
Bemerkungen:	keine

Ziehen sie sich aus und machen Sie es sich auf einer weichen Unterlage bequem. Untersuchen Sie Ihre Genitalien zuerst mit den Augen (Spiegel) und dann mit den Händen. Betrachten Sie mit dem Handspiegel Ihr Glied und Ihren Hodensack aus verschiedenen Richtungen. Sehen Sie sich alles genau an.

Tasten Sie sich nun vorsichtig mit den Händen an Ihre Geschlechtsteile heran:

- ◆ Ertasten Sie das Schambein.
- ◆ Streichen Sie über Ihren Penis: Fühlen Sie Penisschaft und Eichel.
- ◆ Nehmen Sie Ihren Hodensack in die Hand und tasten Sie vorsichtig die beiden Hoden ab. Erfühlen Sie dabei auch jeweils den Samenleiter, der den Hoden mit dem Körperinneren verbindet.
- ◆ Suchen Sie die Peniswurzel zwischen Hodensack und After, und nehmen Sie deren Form und Ausmaße wahr. (→ Bei einer Erektion ist die Peniswurzel leichter zu finden).

Nehmen Sie alle Empfindungen bewußt wahr.

Streicheln Sie nun Ihren Penis und Ihren Hodensack. Lassen Sie sich Zeit dabei, und probieren Sie so viel wie möglich aus. Welche Art der Berührung ist Ihnen am liebsten? Wo ist es Ihnen am liebsten? Gibt es auch Punkte, an denen Ihnen das Streicheln unangenehm ist?

Wenn Sie erregt sind, lassen Sie ruhig eine Erektion zu. Verändern sich Ihre Empfindungen dadurch? Versuchen Sie, alle Veränderungen *bewußt* wahrzunehmen.

Wenn Sie wollen, können Sie diese Übung an einem anderen Tag nochmals durchführen.

Übung 8
Kontraktionsübung nach Kegel ("Kegelübung")

Benötigte Hilfsmittel:	keine
Zeit:	2 x 2 Minuten täglich

Diese Übung wurde von dem amerikanischen Urologen *Kegel* konzipiert, um inkontinente Frauen zu behandeln. Deren Berichte über eine gesteigerte Empfindungs- und Orgasmusfähigkeit veranlaßten Kegel jedoch dazu, die Beckenbodenmuskulatur genauer zu untersuchen. Heute wird die Übung in zwei verschiedenen Varianten von vielen Männern und Frauen genutzt, um ihre Empfindungsfähigkeit im Genitalbereich zu steigern:

1. Variante: Hierbei geht es um die Stärkung des Muskels, der es Ihnen erlaubt, Ihren Strahl beim Urinieren zu unterbrechen bzw. nach dem Urinieren auch noch den letzten Tropfen herauszupressen.

2. Variante: Mittelpunkt ist hier der Schließmuskel Ihres Gesäßes. Stellen Sie sich vor, Sie müßten Ihren Stuhlgang einhalten. Der hierfür zuständige Muskel soll mit dieser Variante gestärkt werden.

Die Übung besteht darin, die entsprechenden Muskeln jeweils zwanzig Mal zusammenzuziehen und wieder loszulassen. Achten Sie dabei darauf, daß Sie nur die angesprochenen Muskeln arbeiten lassen - Bauch- und Beinmuskeln bleiben entspannt. Nach kurzer Zeit wird diese Übung fast von alleine gehen. Sie können die beiden Varianten dann z.B. beim täglichen Busfahren, Zeitunglesen oder Fernsehen üben.

Sobald Sie es schaffen, nur mit den richtigen Muskelgruppen zu arbeiten, steigern Sie die Anzahl der Kontraktionen in beiden Varianten langsam bis auf vierzig. Dies kann durchaus einige Wochen dauern.

Wenn Sie vierzig Kontraktionen schaffen, verändern Sie die Übung folgendermaßen: Spannen Sie die Muskeln an, *halten Sie die Spannung für zwei bis drei Sekunden* und lassen Sie dann langsam locker, solange, bis Sie völlig entspannt sind. Unterstützen Sie diesen Vorgang durch die Vorstellung, daß Sie nach der Entspannung sogar "alle Schleusen aufmachen" und sowohl urinieren als auch Ihren Darm entleeren könnten.

(Übung 8)

Starten Sie wiederum in beiden Varianten bei zwanzig Ausführungen und steigern Sie sich bis auf fünfzig Kontraktionen. Was fühlen Sie beim An- und Entspannen? Spüren Sie genau in sich hinein.

Diese Übung wird Sie bis zum Ende des Lernprogrammes begleiten. Sie wird später bei den Übungen zur Masturbation und zum Koitus ein höchst wirksames Hilfsmittel zur Verzögerung des Samenergusses darstellen.

Übung 9
Hüftschwung

Benötigte Hilfsmittel:	eventuell Musik
Zeit:	5 Minuten

Diese Übung dient in erster Linie dem Zweck, daß Sie Ihr Becken, die dort liegenden Muskeln und die angrenzenden Bereiche besser bewegen und steuern lernen. Außerdem unterstützt sie die physische Desensibilisierung (= das Abreagieren zu hoher sexueller Spannung). Durch die Hüftbewegungen, die denen beim Sex ähneln oder sonst eine erotisierende Wirkung haben, bauen sich Muskelspannungen ab, und Sie erhalten ein völlig neues Körperbewußtsein.

Stellen Sie sich vor einen Spiegel und lassen Sie Ihre Hüfte kreisen. Zuerst langsam, dann heftiger. Betrachten Sie genau den Bewegungsablauf. Bewegen Sie Ihre Hüften dabei auch (aber nicht ausschließlich!) so, wie Sie es beim Geschlechtsverkehr tun würden. Übertreiben Sie ruhig dabei. Experimentieren Sie mit verschiedenen Bewegungsmustern. Achten Sie auch auf den Rest Ihres Körpers. Welche Gefühle haben Sie dabei?

Den meisten Männern des mitteleuropäischen Kulturkreises fällt es anfangs schwer, freizügige Hüftbewegungen auszuführen. Versuchen Sie trotzdem, diese wichtige Körperübung konsequent durchzuführen. Sie werden schnell merken, wie Ihre Bewegungen harmonischer werden und wie Sie bei diesem Bewegungsablauf Spaß haben und sich wohlfühlen.

(2) Die *Masturbationsübungen* sind der beste Weg, die Anfänge der Ejakulationskontrolle zu erlernen und die eigene Empfindungs- und Genußfähigkeit auszubauen. Sie haben den Vorteil, daß *Sie alleine* experimentieren können, bevor Sie sich unter realen Bedingungen bewähren müssen. Sie können sich vollständig auf sich selbst konzentrieren und müssen sich keine Gedanken darüber machen, wie sich Ihre Sexualpartnerin gerade fühlt und was deren eventuelle Wünsche und Bedürfnisse sind.

Stellen Sie sich einen Fahranfänger vor, der in seiner allerersten Fahrstunde gleich in die Rush-Hour einer Großstadt geschickt wird. Wäre es nicht sinnvoller, ihn zuerst in einem ruhigen Wohngebiet oder auf einem großen Parkplatz üben zu lassen? Dort behindert er niemanden und er wird andererseits auch von keinem anderen beim Üben gestört. Der Lernerfolg ist so mit Sicherheit größer: Mit gesteigertem Selbstvertrauen und ersten neuen Kenntnissen kommt der Fahrschüler dann in die nächste Fahrstunde. Anders dagegen der verunsicherte, vielleicht sogar in einem Unfall verletzte Fahranfänger der Rush-Hour.
Um Ihr Arbeiten zu unterstützen gilt deshalb ab sofort ein *befristetes Koitusverbot* (S. 39/40). Die besten Lernerfolge erzielen Sie nämlich durch ungestörtes Üben neuer Verhaltensweisen, ohne dem Druck ausgesetzt zu sein, diese Verhaltensweisen auch sofort vollständig beherrschen zu müssen.

Um zu erkennen, wann Sie sich dem Point of no return zu stark genähert haben, werden Sie sich in den folgenden Masturbationsübungen solange selbst stimulieren, bis Sie kurz vor der Ejakulation stehen. So lernen Sie, auf Ihr Erregungsniveau zu achten und Ihre Empfindungen richtig zu interpretieren. Kurz vor dem Punkt ohne Wiederkehr stoppen Sie dann die Stimulation bzw. nehmen bestimmte Veränderungen vor. So lernen Sie, die kritische Schwelle immer weiter hinauszuzögern. Außerdem lernen Sie, Ihre selbsterotischen Praktiken zukünftig wesentlich intensiver zu genießen. Das langsame Vorgehen und die verschiedenen Varianten der Stimulation werden integraler Bestandteil Ihres weiteren Geschlechtslebens und steigern die Qualität Ihrer gesamten Sexualität.

Wichtig ist, die Selbstbefriedigung als integralen und schönen Bestandteil der Sexualität zu erkennen, für den man sich Zeit lassen sollte, und bei dem es nicht notwendig ist, irgendwelche Schuldgefühle oder Ängste zu haben. Denn die Masturbation hilft Ihnen, Ihre Vision zu erreichen und fördert ganz ohne jeden Zweifel Ihre ejakulatorische Kontrolle!
Insofern muß es Ihnen - auch in bezug auf die Partnerin - in keiner Weise

peinlich sein, wenn Sie masturbieren "üben". Der Nutzen, den Sie *beide* daraus ziehen, rechtfertigt die Übung!

Die bereits in den 50er Jahren entwickelten und von der modernen Sexualtherapie verfeinerten Masturbationsübungen zur Ejakulationsbeherrschung, insbesondere die Start-Stop-Methode (*vgl. Semans*), bilden den Kern dieser Programmstufe. Führen Sie die Übungen so oft wie möglich durch, mindestens jedoch dreimal pro Woche!
Natürlich handelt es sich bei diesen Übungen ohne weibliche Ablenkung nur um ein *Zwischenstadium.* Sobald Sie einige Sicherheit darin haben, das Herannahen Ihrer Ejakulation zu erkennen, erlernen Sie mit Hilfe weiterer Techniken die nächsten Stufen der Ejakulationskontrolle. Darauf aufbauend werden Sie dann Ihre neu erworbenen Fähigkeiten in Übungen zum Geschlechtsverkehr vertiefen.

Die folgenden Regeln gelten für *alle* Masturbationsübungen, auch auf den noch folgenden Stufen *(vgl. Zilbergeld)*:

- Sorgen Sie dafür, daß Sie ungestört sind und es auch bleiben. Nur dann können Sie sich wirklich angstfrei konzentrieren. Versuchen Sie, möglichst entspannt an die Übungen heranzugehen.

- Lassen Sie sich Zeit! Schnelligkeit und Eile sind genau das, was Sie in Ihrem Sexualleben *verlernen* wollen. Bei den angegebenen Übungen gilt kein Leistungsprinzip. Nicht, wer die Übungen am schnellsten durchmacht, ist der Gewinner, sondern der, der dabei lernt, seine Ejakulation zu steuern.

- Üben Sie *mindestens dreimal pro Woche* - dann werden Sie rasch Erfolg haben. Die bei der Übung angegebene Zeit bezieht sich alleine auf das Masturbieren. Jegliche Vorbereitung (Phantasieren, Lesen erotischer Bücher usw.) ist nicht inbegriffen. 15 Minuten sind ein *Minimum*, das Sie nicht regelmäßig unterschreiten sollten. Die Stop-Zeit, in der Sie die Masturbation bis zum Abklingen des Ejakulationsdrucks unterbrechen, ist in der Zeit inbegriffen.

- Warten Sie (vor allem bei den ersten Übungen) nicht bis zum allerletzten Moment, bevor Sie die Stimulation unterbrechen. Jeder Punkt, an dem Sie sich erregt fühlen, ist geeignet, um aufzuhören. Mit der Zeit können Sie diesen Punkt immer näher an den Point of no return heranschieben.

- Wählen Sie Ihre Pausen lange genug, damit der Drang zur Ejakulation auch wirklich nachlassen kann, und Sie nicht gleich wieder unterbrechen müssen.

- Natürlich können Sie am Ende der Übung ejakulieren. Spüren Sie dabei genau in sich hinein und nehmen Sie bewußt den Point of no return wahr. Gönnen Sie sich nach der Ejakulation einige weitere Minuten, um nochmals Ihre Empfindungen "im Bauch" zu beobachten, und um etwas auszuruhen. Es kann aber auch interessant und motivierend für Sie sein, die Stimulation *ohne* Samenerguß zu beenden, und somit die Sicherheit zu erlangen, daß Stimulation ohne Ejakulation für Sie möglich ist.

- Wenn Ihre Gedanken abschweifen, ist das kein Grund für Schuldgefühle. Lenken Sie Ihre Aufmerksamkeit einfach zurück auf sich selbst und Ihren Körper. Achten Sie wieder genau auf Ihre Empfindungen.

- Ihr Körper muß sich vielleicht erst an die neue Form der Erregung mit Unterbrechungen gewöhnen. Insofern sollten Sie sich zu Beginn nicht daran stören, wenn Sie bei Unterbrechung der Stimulation Ihre Erektion teilweise verlieren sollten. Stimulieren Sie Ihren Penis, lassen Sie erotische Phantasien zu, aber zwingen Sie nichts herbei.

- Bevor Sie zu den noch folgenden Masturbationsübungen übergehen, sollten Sie Ihre Ejakulation mindestens 15 Minuten lang (mit Unterbrechungen bzw. feinen Veränderungen) zurückhalten können. Wenn Sie Schwierigkeiten haben oder nicht zu den gewünschten Resultaten kommen, gehen Sie zur vorangehenden Übung zurück und wiederholen sie so lange, bis Sie sich sicherer fühlen.

Übung 10

Masturbation mit der Start-Stop-Methode

Benötigte Hilfsmittel:	(Variation mit Gleitmittel)
Zeit:	15 bis 20 Minuten
Bemerkungen:	Dies ist eine zentrale Übung für Sie. Je öfter Sie üben, um so besser!

Lesen Sie nochmals die obenstehenden Regeln. Beginnen Sie dann mit der von dem amerikanischen Urologen *J. Semans* entwickelten Start-Stop-Übung.

Beginnen Sie die Masturbation ohne Gleitmittel. Stimulieren Sie Ihren Penis. Sobald Sie spüren, daß Sie sich dem Point of no return nähern, stoppen Sie jede Stimulation. Spüren Sie dann genau in sich hinein: Ihr Bauch, Ihr Gesäß, Ihre Genitalien: Wie fühlen sich diese Körperteile an? Sind sie entspannt oder verkrampft? Was fühlen Sie "tief drinnen"? Was macht Ihre Atmung?
Stoppen Sie so lange, bis der Ejakulationsdrang vollständig abgeklungen ist. Dies ist nach ca. 60 Sek. der Fall. Nehmen Sie nun die Stimulation wieder auf.
Erst wenn Sie sich bei dieser Grundübung einigermaßen sicher fühlen, gehen Sie zur folgenden Variante über:

<u>Variante:</u> Stimulieren Sie Ihren Genitalbereich nun unter Zuhilfenahme eines Gleitmittels. Gut bewährt haben sich natürliche Öle wie Mandel- oder Babyöl sowie spezielles Gleitgel für den Geschlechtsakt (erhältlich im Erotik-Handel).
Gleitmittel steigern die Empfindungsfähigkeit des Penis. Die Stimulation wird dadurch noch intensiver wahrgenommen als mit trockener Hand. Außerdem gewöhnen Sie sich so an das Gefühl feuchter Scheidenwände, was ebenfalls wichtig für die weitere Ejakulationsbeherrschung ist. Ziel dieser Übung sollte es sein, 15 Minuten Stimulation mit höchstens drei längeren Unterbrechungen durchzuhalten.

Für beide Varianten gilt: Wenn Sie sich zu schnell dem Point of no return genähert haben und die Ejakulation nicht mehr aufhalten können, ärgern Sie sich nicht. Genießen Sie den Orgasmus trotzdem. Denken Sie positiv, und versuchen Sie, das nächste Mal etwas eher aufzuhören. Spüren Sie auch danach noch in sich hinein und bleiben Sie noch einige Minuten sitzen oder liegen.

(3) *Entspannung* bildet neben den bereits erarbeiteten Grundlagen und den körperbezogenen Übungen den dritten Teil der Basis, auf der die zielführenden Masturbations- und Geschlechtsverkehrsübungen aufbauen.

Insbesondere, wenn Sie ohne feste Partnerin arbeiten wollen, sollte das auf der Entspannung gründende *mentale Training (vgl. Angermann)* fester Bestandteil Ihres Arbeitens sein.

Wichtig ist dabei die Erkenntnis, daß sowohl körperliche als auch geistige Anspannung den Zugang zu Erregung und anderen angenehmen Körperempfindungen versperren. Beruflicher Streß und zusätzliche Anforderungen aus Familie und Freundeskreis sind hier genauso anzusprechen wie der Versuch, krampfhaft und mit Willensanstrengung über die E.p. hinwegzukommen.

> ☞ Es gilt, Ejakulation und Orgasmus mehr als *Effekt* und weniger als *Ziel* sexueller Betätigung zu sehen. Der Weg ist das Ziel und diesen Weg gilt es zu genießen. Entspannung hilft dabei.

Im Rahmen der Behandlung von E.p. hat sich das *Autogene Training (vgl. Schultz)* ganz besonders bewährt. Wenn Sie noch keine entsprechenden Kenntnisse haben, besuchen Sie nach Möglichkeit einen Kurs zum Autogenen Training. Jede Volkshochschule bietet derartigen Unterricht an. Die allermeisten Krankenkassen erstatten sogar die Kursgebühren, da die grundsätzlich positiven Wirkungen dieses Trainings wissenschaftlich anerkannt sind.
Wenn Sie tatsächlich keine Zeit für einen solchen Kurs haben sollten, beginnen Sie am besten mit dem Lernen anhand einer guten Entspannungskassette oder CD.

Gezielte Hilfe ermöglichen z.B. diverse Spezialkassetten und -CDs zu Entspannung und zur Lösung sexueller Schwierigkeiten: Die CD "Tiefenentspannung mit Suggestionen gegen vorzeitigen Samenerguß" ist speziell zur Beseitigung von vorzeitigem Samenerguß geschaffen worden und bereits seit Jahren erfolgreich im Einsatz (ca. 18 €, nur zu beziehen im Internet unter http://www.sexualberatung-online.de oder direkt beim Verlag Integrative Weiterbildung). Die folgende Übung bezieht sich auf die Arbeit mit dieser Spezial-CD.

Übung 11
Entspannung mit Spezial-CD / Suggestionen gegen vorzeitigen Samenerguß

Benötigte Hilfsmittel:	CD-Spieler, bequeme Unterlage
Zeit:	30 Minuten, abhängig von Ihren Fähigkeiten
	2 bis 7 Mal pro Woche

Ca. vier Wochen lang (abhängig von Ihren vorhandenen Kenntnissen) sollten Sie die Grundlagen der Tiefenentspannung erlernen. Nutzen Sie dazu *nur* den ersten Titel "Tiefenentspannung" der Spezial-CD. Hier werden die Grundlagen für die Wirksamkeit des zweiten Titels geschaffen. Es ist von grundlegender Wichtigkeit, daß Sie die Suggestionen und Bilder des ersten Titels (z.B. Entspannung unter einem Baum liegend) verinnerlicht haben. Erst, wenn Sie wirklich gut entspannen können - dies ist frühestens in drei Wochen der Fall - beginnen Sie mit dem zweiten Titel "Suggestionen gegen vorzeitigen Samenerguß". Dieser ist speziell zur Behandlung von Ejaculatio praecox geschaffen worden. Da hier zusätzlich subliminale (also nicht bewußt hörbare) Suggestionstexte enthalten sind, nehmen Sie vielleicht manchmal ein ganz leichtes Hintergrundrauschen wahr – nehmen Sie es hin, und entspannen Sie weiter.

Sorgen Sie dafür, daß Sie während der Übung nicht gestört werden. Dämpfen Sie alle potentiellen Geräuschquellen (Telefon, Radio,...). Verdunkeln Sie das Zimmer soweit, daß kein grelles Licht auf Sie fällt.
Lockern Sie alle beengenden Kleidungsstücke und entfernen Sie diejenigen Kleider, die Sie mit Streß und Hektik in Verbindung bringen (z.B. Anzug und Krawatte). Legen Sie sich bequem auf ein Bett und schließen Sie die Augen. Atmen Sie zehnmal tief durch die Nase ein und durch den Mund wieder aus.

Hören Sie einfach auf die Entspannungs-CD und konzentrieren sich auf das, was Sie dort hören. Es ist nicht notwendig, daß Sie jedes Wort bewußt verstehen. Hören Sie einfach entspannt zu. Wenn Ihre Gedanken abschweifen ist das nicht schlimm; lenken Sie Ihre Aufmerksamkeit behutsam wieder auf die CD und versuchen Sie, sich nicht wieder ablenken zu lassen.

Führen Sie diese Übung mindestens acht Wochen lang wie oben angegeben durch; danach üben Sie in von Ihnen selbst als sinnvoll angesehenen Intervallen.

Zeitplan:

Tag Nr	*Lernprogramm (mit und ohne feste Partnerin)*	*Verweis auf Übungsnummer*
1	Erforschen Sie Ihren Körper. Lesen Sie nochmals das Kapitel zu Körper und Empfindungsvermögen und führen Sie die Körper-Erforschung und/oder die Selbstmassage durch.	S. 36ff, S. 58ff, Übung 5, Übung 6
2	Kapitel zur Entspannung nochmals lesen.	S. 33ff, S. 68ff
3	Übung: Erforschen Sie Ihre Genitalien.	Übung 7
4	Kapitel zur Masturbation und die Regeln zur Masturbation nochmals durcharbeiten.	S. 38ff, S. 64ff
5	Masturbationsübung mit Start-Stop-Methode, ab sofort mindestens dreimal pro Woche durchführen.	Übung 10
6	Ab sofort: regelmäßiges Entspannungstraining, entweder mit einer Kassette oder einem Kurs an der Volkshochschule. Ebenfalls ab sofort: Koitusverbot.	Übung 11 S. 39/40
7	Kegelübung ab sofort täglich ein bis zwei Minuten trainieren.	Übung 8
8	Masturbationsübung mit Start-Stop-Methode.	Übung 10
9	Hüftschwung-Übung beginnen.	Übung 9
10	Masturbationsübung mit Start-Stop-Methode.	Übung 10
11	Nochmal lesen und nachdenken: Die Bausteine Grundlagen, Entspannung, Körper und Masturbation im vorangehenden zweiten Teil des Buches sowie die gesamte erste Stufe.	S. 22 - 41, S. 58 - 70,
12	Masturbationsübung mit Start-Stop-Methode.	Übung 10
13	Machen Sie sich nochmals bewußt, daß Entspannungstraining und Kegelübung bis zum Ende des gesamten Programms regelmäßig durchzuführen sind. Hüftschwung-Übung.	Übung 8, Übung 11, Übung 9
14	Masturbationsübung mit Start-Stop-Methode.	Übung 10

Checkliste:	*ok*	*nicht ok*
Sinn der körperbezogenen Übungen verstanden:	O	O
Massage oder Körper-Erforschung durchgeführt:	O	O
Genitalien erforscht:	O	O
Kegelübung in beiden Varianten täglich durchgeführt:	O	O
Zahl der Kontraktionen in beiden Varianten der Kegelübung:_______/______		
Hüftschwung-Übung regelmäßig durchgeführt:	O	O
Sinn und Wichtigkeit von Entspannung verstanden:	O	O
Regelmäßiges Üben der Entspannung:	O	O
Sinn und Zweck des Koitusverbotes verstanden; Koitusverbot befolgt:	O	O
Sinn und Regeln zur Masturbation verstanden:	O	O
Masturbation anhand der Start-Stop-Methode mindestens dreimal pro Woche geübt:	O	O

Zweite Stufe: Masturbation und Sinnlichkeit

Ziele:

(1) Vertiefen Sie die Arbeit mit der Start-Stop-Masturbation.
Männer, die ohne feste Partnerin üben, erlernen dann eine realitätsnahere Masturbationstechnik: *Masturbation mit feinen Veränderungen.*

(2) Wenn Sie mit fester Partnerin arbeiten, lernen Sie über das *Sensualitätstraining* eine neue Art von Berührung, Empfindung, Erregung und Liebe, frei von Streß und Leistungszwang. So werden Sie auf die konkreten Übungen zum Koitus vorbereitet.

(3) Lernen Sie, *bildhafte Phantasien* in Ihr Entspannungs-, Masturbations- und sonstiges Übungsprogramm aufzunehmen.

Erläuterungen/Übungen:

(1) Führen Sie weiterhin mindestens dreimal pro Woche die Start-Stop-Masturbation durch. Wenn möglich, benutzen Sie ein Gleitmittel: Die Empfindungen im Penis werden dadurch intensiver und Sie gewöhnen sich bereits jetzt an das Gefühl feuchter Scheidenwände.

Es ist durchaus möglich, daß Sie erst noch eine ganze Weile mit dieser Start-Stop-Technik arbeiten müssen, bis Sie mit der dann folgenden Masturbationsübung (Masturbation mit Variationen) beginnen können. Dies ist kein Problem! Lassen Sie sich Zeit, und überstürzen Sie nichts. Bauen Sie keinen unnötigen Leistungsdruck auf - er wäre kontraproduktiv!

Sobald Sie in der Lage sind, die Start-Stop-Masturbation der ersten Stufe über eine Viertelstunde hinweg mit höchstens drei bis vier Unterbrechungen durchzuführen, beginnen Sie mit einer neuen Masturbationsübung: *Masturbation mit Variationen (vgl. Fahrner, Zilbergeld)*: Stoppen Sie die Stimulation nicht, sondern führen Sie kurz vor Erreichen des Point of no return feine Veränderungen durch. Konzentrieren Sie Ihr Streicheln z.B. auf eine andere Stelle des Penis, variieren Sie Geschwindigkeit oder Druck, legen / setzen Sie sich anders hin usw.
Durch die Variationen der neuen Übung erreichen Sie eine *ununterbrochene* Stimulierung des Penis und steigern so Ihr Durchhaltevermögen ganz erheblich.

Übung 12
Masturbation mit feinen Veränderungen ("Variationen")

Benötigte Hilfsmittel:	Gleitmittel
Zeit:	15 bis 20 Minuten
Bemerkungen:	Für Männer *ohne* feste Partnerin ist dies die Schlüsselübung zum Erfolg. Männer *mit* fester Partnerin vertiefen diese Übung dagegen nur, um die Technik der feinen Veränderungen zu erlernen.

Insbesondere der amerikanische Sexualforscher und Psychologe *B. Zilbergeld* hat sich um die Verfeinerung von Masturbationsübungen verdient gemacht. Seine Erkenntnisse fließen hier ein.

Masturbieren Sie 15 bis 20 Minuten lang ohne zum Samenerguß zu kommen. Benutzen Sie dabei ein Gleitmittel. Führen Sie diese Übung grundsätzlich zusammen mit bildhaften erotischen Phantasien durch. Wenn Sie dabei das Herannahen der Ejakulation spüren, variieren Sie Ihre Stimulationstechnik. Führen Sie kleine Veränderungen durch: Konzentrieren Sie Ihr Streicheln auf eine andere Stelle des Penis, variieren Sie die Geschwindigkeit oder den Druck, mit dem Sie sich berühren, legen/setzen Sie sich anders hin etc. Eine weitere hilfreiche Möglichkeit der Variation besteht darin, daß Sie die Kegelübung in die Masturbationsübung aufnehmen: Entspannen Sie Ihre Pobacken und den Schließmuskel. Experimentieren Sie auch mit kurzem, scharfem Anspannen der Muskelgruppen. Der Ejakulationsdrang wird dadurch meistens nachlassen.

Setzen Sie die Variationen so rechtzeitig ein, daß Sie nach Möglichkeit nicht ganz mit der Stimulation aufhören müssen. Jeder Variationszeitpunkt ist in Ordnung, den Sie für angemessen halten. Beginnen Sie erst dann wieder mit stärkerer Stimulation, wenn die Erregung durch die Variation (oder notfalls auch durch einen Stop) genügend nachgelassen hat. Ziel sollte es sein, durch weniger erregende Variationen 15 Minuten *ohne Stops* masturbieren zu können.

Lassen Sie sich - es ist immer wieder zu betonen - Zeit. Setzen Sie sowohl die Erkenntnisse aus der Technikvariation als auch die der Kegelübung ein.
Experimentieren Sie über mehrere Übungen hinweg, welche Variationen Ihnen am meisten helfen, den Ejakulationsdruck ohne Stop abzubauen.

☞ Mit dieser Übung - in Verbindung mit der Kegelübung - haben es bereits unzählige Männer geschafft, ihren Samenerguß vollständig zu kontrollieren. Es ist die wichtigste Übung für Männer, die ohne feste Partnerin arbeiten. Männer mit kooperativer Partnerin dagegen führen diese Übung nur einige Male durch, um die Technik der feinen Veränderungen (Variationen) zu erlernen, die später bei den Koitusübungen gebraucht wird.

(2) Das *Sensualitätstraining (vgl. Hertoft, Masters und Johnson)* für den Mann mit kooperativer Partnerin stellt eine Verknüpfung von Berührung, Körperbewußtsein, Empfindungsfähigkeit und Erregung her. Diese Übung zur Steigerung der Sinnlichkeit hat sich in den letzten 25 Jahren als äußerst erfolgreiche Partnerübung bei der Behandlung der verschiedensten funktionalen Sexualstörungen erwiesen. Es geht dabei um den gegenseitigen Austausch von Zärtlichkeiten, allerdings ohne daß es in diesem Zusammenhang zum Koitus kommen darf.

Sensualitätstraining bedeutet, den *Einsatz all Ihrer Sinne* beim Austausch von Berührung und Zärtlichkeiten (eventuell wieder neu) zu erlernen. So können Sie sich wirklich vollständig der Stimulation hingeben, ohne eine bestimmte Reaktion bei sich oder Ihrer Partnerin verhindern bzw. erreichen zu müssen. Das Sensualitätstraining schafft somit eine weitere wichtige Grundlage, von der aus Sie *ohne Leistungsdruck* den Selbstverstärkungsmechanismus sexueller Probleme ausschalten. Dies ist ein erheblicher Beitrag zur Erzielung ejakulatorischer Kontrolle.
Besprechen Sie diese Übung daher ausführlich mit Ihrer Partnerin, und legen Sie gemeinsam Termine fest, an denen Sie die neue Technik üben wollen.

In der Grundstufe des Sensualitätstrainings werden die Genitalien noch nicht mit einbezogen. Im Gegenteil: Es ist sogar *verboten*, die männlichen oder weiblichen Geschlechtsteile in die Stimulation zu integrieren. So wird sichergestellt, daß kein Leistungsdruck in Sachen Erektion und Durchhaltevermögen aufkommt. Auch kann man die Übung so nicht dazu mißbrauchen, doch in den Geschlechtsverkehr überzugehen.
Später dürfen dann zwar auch die Genitalien stimuliert werden, allerdings noch nicht zu intensiv und nur insoweit, als es dem Empfänger der Stimulation Freude und Lust bereitet.

Angst, Streß und Leistungsgedanken werden vermieden durch die folgenden Regeln beim Sensualitätstraining:

◆ Für die ersten Übungen sollten Sie und Ihre Partnerin auf jeden Fall vollständig entkleidet sein. Sorgen Sie dafür, daß der Raum, in dem Sie üben, ausreichend beheizt ist, so daß Sie sich nicht zudecken müssen, sondern Ihre Körper betrachten und offen liebkosen können.

◆ Wenn Sie eine Erektion bekommen, so ist das völlig in Ordnung, aber kein Muß. Zu Beginn sollte jedoch jede spezifisch sexuelle Stimulierung der Genitalien unterbleiben, um keinen Leistungsdruck aufkommen zu lassen. Kein Koitus, keine Ejakulation, kein Orgasmus. Auch Erregung ist unwichtig.

◆ Üben Sie nur so lange, wie es für Sie beide angenehm ist. Dies können fünf Minuten, aber auch eine Stunde sein. Wenn Sie physisch oder emotional ermüden, sollten Sie die Übung auf jeden Fall beenden.

◆ Wichtig ist, daß Sie sowohl die *aktive* als auch die *passive* Rolle übernehmen lernen. Der passive Partner ("Empfänger") achtet darauf, daß der aktive Partner ("Spender") keine unangenehmen Reizungen vornimmt. Er/sie konzentriert sich vollkommen auf die eigenen Empfindungen, braucht aber keine lustvollen Reaktionen zu zeigen, wenn sich diese nicht tatsächlich einstellen. Der aktive Partner versucht, die Stimmung des passiven Partners zu erfassen und achtet gleichzeitig auf seine eigenen Empfindungen. Sie dürfen während der Übung miteinander sprechen, jedoch nicht ununterbrochen und nicht über ablenkende Themen.

Die meisten Paare genießen das Sensualitätstraining außerordentlich: Man erforscht den Körper des anderen und hat selbst Vergnügen dabei. Ohne Streß und Leistungsdruck läßt sich Erregung genießen - ohne einen vorzeitigen Samenerguß befürchten zu müssen.

In einigen wenigen Fällen verweigert die Partnerin aber leider die Kooperation bei den Übungen zum Sensualitätstraining (bzw. später zum Geschlechtsverkehr). Dies ist zwar ihr gutes Recht, erleichtert das weitere Vorgehen jedoch nicht gerade, vor allem, da auch die Partnerin von Ihren Fortschritten auf sexuellem Gebiet profitieren wird. Für die Ablehnung können mehrere

Gründe den Ausschlag geben - bitte finden Sie es im Zweifelsfall gemeinsam mit der Dame heraus. Als Anhaltspunkte seien hier zwei Aspekte der Beziehung genannt:

1. In den meisten Fällen liegt einfach Unsicherheit und Angst vor, die die Partnerinnen davor zurückschrecken läßt, sich mehr in das Programm einzubringen. *Was tut der Mann da? Bin ich nach Lösung seiner Schwierigkeiten noch gut genug für ihn? Benutzt er mich nur als "Trainingsobjekt"?* Versichern Sie in diesem Fall Ihrer Partnerin, daß Sie sie wirklich lieben, und daß es sich um eine Investition in Ihre *gemeinsame* Zukunft handelt.

2. Einige Partnerinnen verweigern die Kooperation leider auch, da sie das "Symptom Ejaculatio praecox" gerne weiterhin gegen den Mann einsetzen möchten, indem sie ihn in Auseinandersetzungen als Versager o.ä. beschimpfen und seine sexuelle Schwäche als ihre eigene (und oft leider einzige!) Stärke in der Beziehung ausspielen können. Ihnen ist also *nicht* an einem Erfolg des Programms gelegen, sondern vielmehr an einer Aufrechterhaltung der Störung.

   ☞ Dies geschieht fast immer unbewußt!

   Es kann sogar so weit führen, daß sich diese Frauen zwar oberflächlich auf die Übungen einlassen, dann aber - wieder unbewußt - alles tun, damit die Übungen *nicht* funktionieren (z.B. Stimulieren des Penis, obwohl Genitale nicht stimuliert werden sollen, negative und abwertende Bemerkungen über Ihre Fortschritte usw.).

   Sollte dies bei Ihnen der Fall sein, lesen Sie bitte die Ausführungen der Zusatzübungen am Ende des Buches. Wahrscheinlich ist es in diesem Fall notwendig, eine gemeinsame Paartherapie zu beginnen, um erst einmal die *grundlegenden Probleme* der Beziehung zu be- und verarbeiten, bevor *Symptome* wie die E.p. beseitigt werden können.

Übung 13
Sensualitätstraining I

Benötigte Hilfsmittel:	Ein ungestörter Raum, weiche Unterlagen.
Zeit:	Etwa 20 bis 45 Minuten, entsprechend Ihren Wünschen & Möglichkeiten auch mehr oder weniger.
Bemerkungen:	Diese *Partner*übung ist für Männer mit fester Partnerin sehr wichtig als Basis für das weitere Vorgehen.

Nehmen Sie sich ausreichend Zeit, und sorgen Sie dafür, daß Sie mit Ihrer Partnerin ungestört bleiben. Ziehen Sie sich aus, und machen Sie es sich bequem. Das Zimmer sollte warm und nicht zu dunkel sein, so daß Sie sich nicht zudecken müssen und Ihre Körper gegenseitig betrachten können.

Der dänische Sexologie-Dozent *P. Hertoft* beschreibt (aufbauend auf *Masters und Johnson*) eine Reihe von Stellungen, die sich ganz besonders gut zum Einstieg in das Sensualitätstraining eignen: Beginnen Sie damit, daß Sie sich dicht aneinanderlegen. Der Rücken des einen Partners ruht an Brust und Bauch des anderen Partners. Der hinten Liegende kann dabei den Partner umarmen.

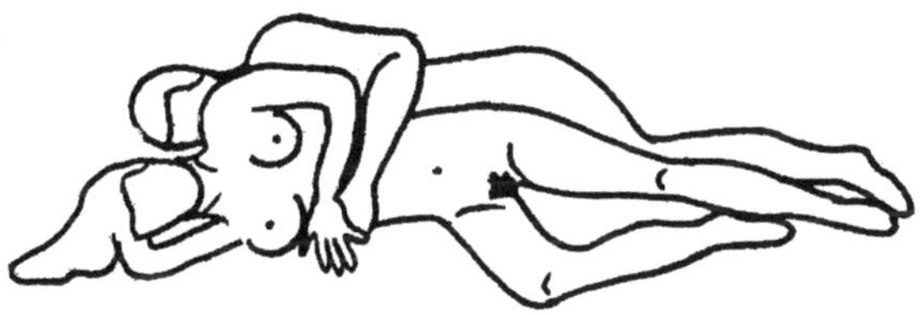

Diese Stellung "Seitenlage" ist eine angenehme Grundstellung und sie sollte zwischen den einzelnen Übungsschritten immer wieder eingenommen werden.

Verändern Sie Ihre Position dann so, daß der hintere Partner nach vorne zu liegen kommt. Verharren Sie jeweils einige Minuten. Spüren Sie dabei die eigene Atmung und genießen Sie den Hautkontakt. Nehmen Sie auch die Atmung des Partners wahr? Können Sie in dieser Stellung entspannen? Mit welchen Sinnen nehmen Sie am meisten wahr?

Beginnen Sie nun mit den verschiedenen Stufen des Sensualitätstrainings: Übernehmen *Sie* zuerst den aktiven Teil; Ihre Partnerin bleibt passiv. Später tauschen Sie die Rollen.

(Übung 13)

Stufe 1: Berührung/Körperkontakt ohne Zentrierung auf den Genitalbereich:

Ihre Partnerin liegt auf dem Bauch und Sie sitzen neben ihr. Berühren Sie Ihre Partnerin nun zärtlich mit den Fingerspitzen, den ganzen Händen, dem Mund, den Haaren etc. Streicheln Sie den Kopf und den Nacken. Gehen Sie mit den Händen sanft an Schultern, Rücken, Po und Beinen hinunter.

Lassen Sie sich viel Zeit dabei und nehmen Sie bewußt den weiblichen Körper wahr. Streicheln Sie sanft, oder aber führen Sie kräftigere massierende Bewegungen aus. Experimentieren Sie damit. Orientieren Sie sich beim Liebkosen daran, was Sie selber gerne haben, und achten Sie auf die Reaktionen Ihrer Partnerin. Was gefällt ihr? Wo ist sie besonders empfindsam?

Wenn Sie bei den Füßen angekommen sind, gehen Sie für eine kurze Weile gemeinsam zurück in die Stellung "Seitenlage". Spüren Sie jetzt besonders auf die eigene Atmung und auf die der Partnerin.

Sobald Sie beide es wollen, legt sich die Frau nun auf den *Rücken* und empfängt - immer noch passiv - weitere zarte Berührungen. Beginnen Sie mit dem Gesicht: Streicheln Sie Schläfen, Ohren, Wangen, gehen Sie weiter über den Hals und berühren Sie die Arme und Hände Ihrer Partnerin. Liebkosen Sie den Bauch, Beine und die Füße der Frau, nicht jedoch die Brüste und die Vagina. Diese werden erst später einbezogen.
Erregung, Orgasmus und Leistung sind vollkommen unwichtig dabei. Lassen Sie alles einfach nur geschehen. Danach gehen Sie wieder in die Seitenlage.

Als "Empfänger" sollte Ihre Partnerin Ihnen sagen, welche Form der Berührung sie besonders mag und welche nicht. Dies kann teilweise ohne Worte geschehen, z.B. mit einem Lächeln oder indem sie ihre Hand auf die Ihrige legt und eine bestimmte Berührung verstärkt oder abschwächt, einen bestimmten Druck oder Rhythmus vorgibt usw.
Somit ist jeder für seine eigenen Gefühle verantwortlich und konzentriert sich vornehmlich auf die eigenen Empfindungen.

Danach tauschen Sie die Rollen und führen das gleiche Programm umgekehrt

(Übung 13)

durch: Jetzt sind Sie passiv, entspannt und nehmen bewußt alle Reaktionen Ihres Körpers wahr. Es gibt kein richtig und falsch - nur Ihre persönlichen Empfindungen zählen.

Loben Sie Ihre Partnerin, wenn sie Sie in einer für Sie angenehmen Weise streichelt oder sagen Sie ihr freundlich und konstruktiv, wenn Sie in einer anderen Form verwöhnt werden wollen. Auch hier gilt, daß Ihre Genitalien noch nicht in die Übung einbezogen werden, egal ob Sie eine Erektion bekommen oder nicht. Haben Sie keinen Koitus!

Tauschen Sie danach noch zwei Mal die Rollen, so daß jeder von Ihnen zwei Mal aktiv und passiv war. Entspannen Sie zwischendurch jeweils in der Seitenlage.

Wenn Sie wollen, können Sie zu Beginn oder am Ende der Übung zusammen duschen oder baden. Tun Sie alles, was die positiven Effekte der Übung unterstützen könnte. Es ist auch in Ordnung, wenn Sie beide nach beendeter Übung in der Seitenlage einschlafen wollen.

Die meisten Paare reagieren sehr positiv auf diese Form der Übung. Man erforscht den Körper des anderen und hat selbst Vergnügen dabei - ein Erlebnis, welches vielleicht für Sie beide in positiver Weise ungewohnt ist. Sie lernen Sinnlichkeit im wahrsten Sinne des Wortes. Ihre Kommunikation wird offener und vertrauter; die Zuversicht auf eine erfolgreiche Beseitigung von E.p. steigt.

Manchmal bestehen zu Beginn gewisse Berührungsängste, die sich z.B. in einer Gänsehaut oder Kitzelreaktionen an verschiedenen Körperteilen äußern können. Dies ist ein Zeichen fehlender Entspannung - ein Symptom, welches sich im Laufe der Übung von selbst zerstreuen wird. Mit konkreten Entspannungsübungen oder entsprechender Ausgestaltung Ihres Zimmers (z.B. Kerzenlicht, leise Musik im Hintergrund...) können Sie selbst dazu beitragen.

Übung 14
Sensualitätstraining II

Benötigte Hilfsmittel:	Ein ungestörter Raum, weiche Unterlagen, eventuell ein Massageöl
Zeit:	Etwa 20 - 45 Minuten, entsprechend Ihren Wünschen und Möglichkeiten aber auch mehr oder weniger.
Bemerkungen:	Beginnen Sie Ihr Sensualitätstraining wieder in der Grundstellung "Seitenlage". Bestimmen Sie danach gemeinsam, wer zuerst Empfänger und wer Spender von Liebkosungen ist. Nach wie vor kommt es nicht auf Erregung, Orgasmus und Leistung an, sondern einfach auf das Geben, Nehmen und Wahrnehmen von Sinnlichkeit.

Stufe 2: Berührung/Körperkontakt mit Einbeziehung des Genitalbereiches:

P. Hertoft schlägt (aufbauend auf *Masters und Johnson*) für Mann und Frau unterschiedliche Stellungen vor, um diese zweite Übung durchzuführen:

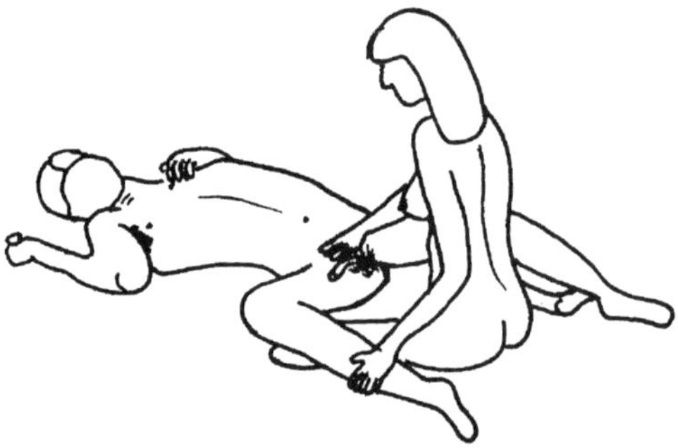

Legen Sie sich auf den Rücken. So können Sie am besten entspannen. Ihre Partnerin sitzt zwischen Ihren leicht gespreizten Beinen.

Von dort aus beugt sie sich etwas nach vorn und liebkost Ihren Kopf, massiert Ihren Hals, streichelt Schultern Arme, Hände, Brust und Bauch. Sie kann zärtlich mit Ihrem Nabel spielen. Dann kann sie auch Ihren Penis und Hodensack liebkosen.
Wahrscheinlich kommt es bei Ihnen zu einer Erektion - dies ist momentan jedoch nicht wichtig. Ihre Partnerin sollte Sie nicht zu stark stimulieren. Der Genitalbereich wird nicht mehr und nicht weniger als die anderen Körperregionen sensualisiert.

(Übung 14)

Auf keinen Fall sollten Sie die Übung mißbrauchen, um Geschlechtsverkehr miteinander zu haben. Allein der Gedanke daran würde bei Ihnen momentan Ängste und Leistungsdruck heraufbeschwören, die den gesamten Sinn der Sensualitätsübung in Frage stellen würden. Lernen Sie lieber, daß die Berührung der Geschlechtsorgane nicht unbedingt mit "Koitus" gleichzusetzen ist, nichts mit "Leistung erbringen" zu tun hat, sondern einfach als "angenehm" empfunden werden kann.

Gehen Sie danach wieder für einige Minuten in die Seitenlage, bevor *Sie* dann die aktive Rolle übernehmen.

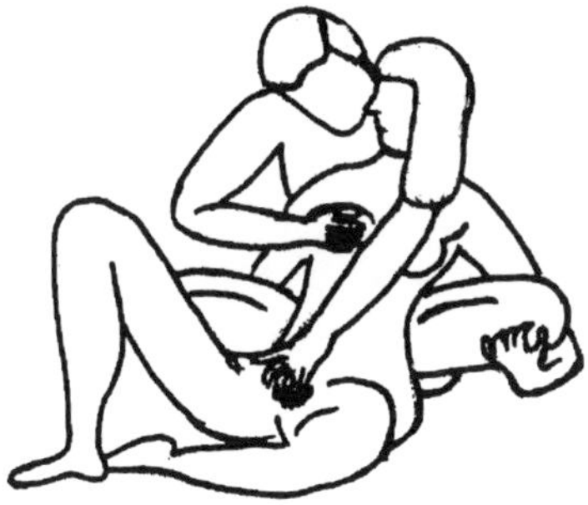

Um Ihre Partnerin zu liebkosen, setzen Sie sich aufrecht hin, wenn Sie wollen, in den Schneidersitz. Am besten stützen Sie Ihren Rücken mit einem Kissen an einer Wand ab. So können auch Sie sich dabei entspannen. Ihre Partnerin liegt in Ihrem Arm und dreht Ihnen den Rücken zu. In dieser Stellung fühlen sich die meisten Frauen besonders geborgen und am wenigsten beobachtet.

Streicheln Sie Haar, Kopf und Hals der Frau. Liebkosen Sie die Wangen, das Kinn und die Ohren Ihrer Partnerin mit Ihren Lippen. Dann tasten Sie sich behutsam weiter nach unten: Streicheln Sie die Brüste, den Bauch und jetzt auch den Genitalbereich. Tun Sie dies jedoch auf eine zurückhaltende, zärtliche und nicht zu stark erregende Weise. Ihre Partnerin sollte wie auf der Stufe eins zum Ausdruck bringen, was sie mag und was ihr weniger gefällt.

Beenden Sie die Übung mit einem kurzen Verweilen in der Seitenlage und spüren Sie wieder intensiv auf Atmung und Hautkontakt. Wiederholen Sie beide Übungsteile (aktiv/passiv) dann noch einmal.

(Übung 14)

Wenn Sie wollen, können Sie die Übung bei den nächsten Malen mit einem Massageöl noch sinnlicher gestalten: Ein solch wohlriechendes Öl führt zu noch intensiveren Empfindungen und steigert dadurch das gemeinsame sinnliche Vergnügen.

Sollte Sie die Übung zu stark erregen, können Sie die Genitalbereiche weniger stark stimulierend streicheln, die Übung mit dem Streicheln weniger empfindsamer Körperstellen beenden oder aber eine Weile vorher (alleine!) masturbieren.

Auch hier sollten Sie die Übung auf keinen Fall ausnutzen bzw. mißbrauchen, um Geschlechtsverkehr miteinander zu haben. Allein der Gedanke daran würde bei Ihnen momentan Ängste und Leistungsdruck heraufbeschwören, die den gesamten Sinn der Sensualitätsübung in Frage stellen.

Nehmen Sie sich die Zeit, Stimulation ohne sexuellen Höhepunkt zu genießen, und eröffnen Sie sich dadurch völlig neue Perspektiven für Ihr Geschlechtsleben.

(3) *Bildhafte Phantasien (vgl. Wells, Zilbergeld)* sind ein wichtiges Hilfsmittel zur Erzielung ejakulatorischer Kontrolle: Sie erlauben es, reale Situationen im Kopf vorwegzunehmen und erst einmal *mental* zu durchleben. Sich eine neue Verhaltensweise zuerst im selbst definierten Raum der eigenen Phantasie vorzustellen, erleichtert es, dieses Verhalten später auch in der Realität an den Tag zu legen; Ängste werden von vorneherein gemildert, Problemsituationen werden frühzeitig erkannt und können als "Generalprobe" mehrfach geistig durchgespielt werden, bevor Sie sich in der Praxis bewähren müssen. Jeder, der auf höchste Körperbeherrschung angewiesen ist, z.B. Hochleistungssportler, Astronauten und viele andere Menschen, arbeiten regelmäßig mit dieser Form des mentalen Trainings.

Auf *dieser Stufe* des Programms werden Sie bildhafte Vorstellungen zusammen mit den Masturbationsübungen einsetzen. Die Selbstbefriedigung wird

dadurch noch realitätsnaher. Beginnen Sie damit, sobald Sie zur Masturbationsübung mit feinen Veränderungen übergehen.
Später wird der Phantasie-Einsatz dann benutzt, um den Übergang von der Masturbation zum Geschlechtsverkehr zu erleichtern.

Bemühen Sie sich, zu allen Masturbations- und sonstigen Stimulationsübungen die entsprechenden sexuellen Phantasien zu durchleben. Beziehen Sie all das in Ihre Phantasie ein, was Ihnen gefällt: Ihre Sexualpartnerin, andere Partnerinnen, bestimmte Sexualpraktiken usw. Am Anfang ist es sicher nicht leicht; Sie werden aber bestimmt auch Spaß an diesen Phantasiespielen finden. Stellen Sie sich detaillierte Szenen des Geschlechtslebens vor. Beginnen Sie mit dem ersten Kuß, dem Entkleiden und gehen Sie so alle Stufen des sexuellen Zusammenseins durch.
Achten Sie auf Einzelheiten, die Ihnen helfen, die Phantasie intensiver zu erleben. Was für Gefühle haben Sie dabei? Wie sieht Ihre Phantasiepartnerin aus? Wie fühlt sich ihre Haut an? Wo faßt sie Sie an? Welche Farbe haben Augen, Haare, Lippen? Wie sieht der Raum aus, in dem Sie sich in Ihrer Phantasie befinden? Oder ist es im Freien? Was für Geräusche sind hörbar? Von Ihnen, Ihrer Partnerin, aus der Umgebung?
Je mehr Sie das Gefühl haben, bei Ihrer Phantasie "live" dabei zu sein, um so besser können Sie Ihre Ejakulation dann auch im tatsächlichen Zusammensein mit Ihrer Partnerin steuern. Nehmen Sie in Ihre Phantasie auch Szenen mit auf, in denen Sie den Geschlechtsverkehr unterbrechen müssen, um den Ejakulationsdrang abklingen zu lassen.

Spielen Sie diejenigen Szenen bildhaft durch, die Ihnen Probleme bereiten wie z.B. der Zeitpunkt des Eindringens des Penis in die Vagina oder bestimmte, Sie besonders erregende, Stellungen.
Akzeptieren Sie jede Sie erregende Phantasie und lassen Sie keine falschen Schuldgefühle aufkommen: Wenn Sie z.B. in Ihrer Phantasie Sex mit mehreren Partnern haben, sind Sie Ihrer eigentlichen (Sexual-)Partnerin dadurch nicht im geringsten untreu - Sie steigern vielmehr Ihre Vorstellungskraft und Ihre Genußfähigkeit, was dann auch Ihrer Partnerin zugutekommen kann.

Es ist nicht wichtig, in jeder Masturbationsübung den gesamten Koitus durchzuphantasieren. Rasen Sie nicht durch Ihre Vorstellungen und behalten Sie die in den Übungen vorgegebene Zeit bei. Lassen Sie sich Zeit und holen Sie gegebenenfalls abschweifende Gedanken behutsam wieder zurück.

Sollte es Ihnen schwerfallen, mit Ihrer Phantasie bildhafte Vorstellungen zu erzeugen, sind Sie keine Ausnahme. Aber es läßt sich üben! Scheuen Sie sich daher nicht, Ihre Phantasie durch Sie erregende Bilder aus einschlägigen Magazinen oder erotischen Filmen zu unterstützen.

Es kann aber auch vorkommen, daß Ihre nun schon besser ausgeprägte Ejakulationskontrolle kurzfristig wieder abnimmt, insbesondere wenn Sie in der Lage sind, klare Phantasien zu entwickeln. Sehen Sie dies als weiteren Schritt auf Ihrem Weg zum Erfolg. Denn schon bald werden Sie durch den Phantasie-Einsatz noch besser in der Lage sein, Ihren Samenerguß in den in der Realität immer wieder verschiedenen Situationen zu steuern.

Zeitplan:

Bitte vergessen Sie nicht die weiterhin regelmäßig auszuführende Entspannung sowie die tägliche Kegelübung in beiden Varianten. Enthalten Sie sich weiterhin des Geschlechtsverkehrs, um den Programmerfolg nicht zu gefährden.

Beginnen Sie erst dann mit der Masturbation mit feinen Veränderungen, wenn Sie die Start-Stop-Übung mindestens 15 Minuten mit höchstens drei bis vier Unterbrechungen durchhalten. Dies kann durchaus länger dauern, als hier im Plan vorgesehen. Gönnen Sie sich diese Zeit!

Tag Nr	***Lernprogramm (mit und ohne Partnerin)***	***Verweis auf Übungsnummer***
1	Masturbationsübung mit Start-Stop-Methode.	Übung 10
2	Wenn Sie mit fester Partnerin üben: Sensualitätstraining I.	Übung 13
	Bei Übung ohne Partnerin: Hüftschwung.	Übung 9
3	Masturbationsübung mit Start-Stop-Methode.	Übung 10
4	Wenn Sie mit fester Partnerin üben: Sensualitätstraining I.	Übung 13,
	Bei Übung ohne feste Partnerin: Nochmal Texte zur Kegelübung und zur Masturbation mit feinen Veränderungen lesen.	Übung 8, S. 58, S. 72ff
5	Masturbationsübung mit Start-Stop-Methode oder mit feinen Veränderungen.	Übung 10/12

6	Wenn Sie mit fester Partnerin üben: Sensualitätstraining I. Mit und ohne feste Partnerin: Hüftschwung.	Übung 13 Übung 9
7	Masturbationsübung mit Start-Stop-Methode oder mit feinen Veränderungen.	Übung 10/12
8	Nochmals gesamte zweite Stufe lesen. Insbesondere das Thema Phantasie-Einsatz verstehen. Ab sofort alle Übungen mit bildhaften Phantasien durchführen.	S. 72 - 85, S. 33ff, S. 82ff
9	Wenn Sie die Start-Stop-Übung inzwischen wie oben beschrieben beherrschen: Nur noch Masturbation mit feinen Veränderungen ("Variationen").	Übung 12
10	Männer mit Partnerin: Sensualitätstraining II. Männer ohne Partnerin: Hüftschwung.	Übung 14, Übung 9
11	Masturbation mit Variationen.	Übung 12
12	Männer mit Partnerin: Sensualitätstraining II. Männer ohne Partnerin: keine zusätzlichen Übungen.	Übung 14
13	Masturbation mit Variationen.	Übung 12
14	Männer mit Partnerin: Sensualitätstraining II. Männer ohne Partnerin: Hüftschwung.	Übung 14, Übung 9

Checkliste:	*ok*	*nicht ok*
Koitusverbot eingehalten:	O	O
Kegelübung: beiden Varianten täglich durchgeführt:	O	O
Regelmäßig Entspannungstraining durchgeführt:	O	O
Sinn des Einsatzes von Gleitmitteln verstanden:	O	O
Gleitmittel verwendet:	O	O
Sinn der Masturbation mit Variation verstanden:	O	O
Masturbationsübungen (Start-Stop und/oder Variationen) mindestens dreimal pro Woche:	O	O
Bildhafte Phantasien regelmäßig benutzt:	O	O
Sensualitätstraining I verstanden & durchgeführt:	O	O
Sensualitätstraining II verstanden & durchgeführt:	O	O

Dritte Stufe: Geschlechtsverkehr und ejakulatorische Kontrolle

Ziele:

(1) Wenn Sie ohne feste Partnerin arbeiten, erhalten Sie nun konkrete Hinweise für den *Umgang und Sex mit einer neu kennengelernten Partnerin.* Daneben steigern Sie Ihr Durchhaltevermögen weiterhin mit den Masturbationsübungen mit feinen Veränderungen.

(2) Wenn Sie mit fester Partnerin üben, erarbeiten Sie mit den *Übungen zum Geschlechtsverkehr* den abschließenden Schritt zur ejakulatorischen Kontrolle: Sie lernen, die (manuelle) Stimulation durch die Partnerin zu genießen und mit Hilfe spezieller Variationen (z.B. Squeeze-Technik) immer länger auszudehnen. Anschließend lernen Sie das Heran- und Einführen des Penis in die Vagina.

(3) Erlernen Sie (mit und ohne feste Partnerin) *Atem- und Bewegungstechniken* sowie bestimmte *Stellungen*, die eine ejakulatorische Kontrolle erleichtern.

Erläuterungen/Übungen:

(1) Wenn Sie ohne feste Partnerin arbeiten, vertiefen Sie weiterhin Ihre *Masturbationsübungen* mit Variationen. Nehmen Sie spätestens jetzt ein Gleitmittel zu Ihren Übungen hinzu. Dadurch werden die Empfindungen im Penis intensiviert und ein realistischeres Gefühl im Sinne von "feuchten Scheidenwänden" erreicht. Das Programm ist für Sie beendet, sobald Sie mit einer neuen Partnerin regelmäßig befriedigenden Verkehr haben. Damit dies funktioniert, erhalten Sie jetzt gezielte Hinweise über den *Umgang und Sex mit einer neuen Partnerin.* Wichtig ist, daß Sie sich nun nicht von einem amourösen Abenteuer ins nächste stürzen, sondern Ihre nächsten sexuellen Kontakte gezielt vorbereiten. Beachten Sie die folgenden Hinweise, dann haben Sie beste Erfolgsaussichten.

Der erste sexuelle Kontakt mit einer neuen Frau ist immer besonders kritisch in bezug auf Entspannung, In-sich-hineinspüren und Durchsetzen der eigenen Bedingungen. Mann *und* Frau stellen sich die gleichen, aus Unsicherheit resultierenden Fragen: *Bin ich attraktiv genug? Küsse ich gut genug? Wie war mein(e) Vorgänger(in)? Will die/der andere womöglich mehr von mir, als ich momentan geben kann und will?*
Immerhin dringt ein noch kaum bekannter Mensch wesentlich tiefer in Ihre Intimsphäre ein, als es im sonstigen Alltag der Fall ist: Diese Person erhält

Zugang zu Ihrer Haut, dem ganzen Körper, dessen Geruch, Geschmack und seinen intimsten Gefühlen.
Der Mann setzt sich entsprechend der übernommenen Klischées und Mythen selbst unter den Druck, *alleine* für den Erfolg des sexuellen Beisammenseins verantwortlich zu sein. Unter diesen Bedingungen ist es nicht einfach, eine wirksame Ejakulationskontrolle aufzubauen bzw. überhaupt Befriedigung zu finden.

Das sich neu bildende Paar durchlebt vor dem ersten Koitus mehrere Phasen, die unterschiedlich lang sein können. Jede Phase hat andere Schwerpunkte *(vgl. Zilbergeld)*:

1. Kennenlern-Phase:

Der immer-potente Supermann wird jede Frau sicherlich gleich beim ersten Kennenlernen zum Geschlechtsverkehr mit ihm bewegen. Das macht sich auch gut, wenn man im Freundeskreis damit prahlt...
Geben Sie sich und Ihrer neuen Partnerin die Chance, sich *besser* kennenzulernen, bevor Sie zusammen ins Bett gehen. Es gibt niemanden, der Sie zwingt, sich *sofort* in ein sexuelles Abenteuer zu stürzen.
Bei der Frau fürs Leben wären Sie ja sicher auch willens, länger als einen Abend auf den Koitus zu warten. Kann es überhaupt *die* Frau sein, die sich schon beim ersten Rendezvous auf Sex einläßt?

2. Klärungs-Phase:

Einige Stunden mehr oder weniger Spaß im Bett zu haben, ist oft einfacher, als sich "nur verbal" auszutauschen. Sex als Notlösung und Flucht nach vorne ist jedoch in Ihrem Fall ungeeignet. Klären Sie deswegen lieber im Vorfeld, ob Sie in der Beziehung die notwendigen Voraussetzungen zur Beseitigung Ihres Problems und zur Erfüllung Ihrer Bedingungen finden können.
Treffen Sie sich nur so lange, wie Sie ohne Anstrengung mit der Klärung wichtiger Voraussetzungen oder sonstigen für Sie gewinnbringenden Aktivitäten (außer Sex) füllen können. Sehen Sie sich hierzu an einem neutralen Ort, anstatt in einer Ihrer beiden Wohnungen. Finden Sie heraus, ob Sie *wirklich* miteinander Geschlechtsverkehr haben wollen, und lassen Sie sich Zeit dabei. Sagen Sie der Frau, daß Sie sie mögen und geben Sie eventuell einen Grund für Ihr zögerliches Verhalten an. Reden Sie sich *das* von der Seele, was sich sonst vermutlich als Streß und Versagensangst im Bett entlädt. Vielleicht können Sie sogar schon über sexuelle Vorlieben sprechen?

3. Sexuelle Phase:

Wenn Sie einigermaßen sicher sind, daß Ihre Bedingungen in dieser neuen Beziehung erfüllt werden können, gehen Sie - wenn Sie beide es wünschen - zu sexuellen Aktivitäten über. Es sollte sich hierbei jedoch nicht sofort um Geschlechtsverkehr handeln. Tauschen Sie Zärtlichkeiten aus, und sprechen Sie über Ihre Gefühle. Z.B. Umarmungen und Massagen sind auch ohne vollzogenen Koitus die pure Lust. Gehen Sie am besten nach dem folgenden Schema vor:

◆ Die ersten Male hilft es Ihnen ganz sicher, wenn Sie einige Stunden vor dem erwarteten Koitus ausführlich masturbieren und den Geschlechtsakt in der Phantasie vorwegnehmen. Egal, wie Sie zur Masturbation stehen: Dieses Abreagieren trägt ohne jeden Zweifel zu einer *erheblichen* Verzögerung der Ejakulation bei. Nutzen Sie daher diese Möglichkeit. Damit sind physisch und psychisch optimale Bedingungen geschaffen, ejakulatorische Kontrolle *auch beim Koitus* zu üben und zu lernen.

◆ Finden Sie dann heraus, ob Sie Ihre Ejakulation im Beisein der Frau zurückhalten können. Viele Männer berichten, daß es durchaus hilfreich ist, mit der Partnerin zwar im selben Bett zu nächtigen, allerdings noch keinen Geschlechtsverkehr zu haben.

◆ Sprechen Sie über Verhütung und AIDS.

◆ Gehen Sie dann weiter voran, indem Sie Ihren Penis mit Hand oder Mund stimulieren lassen. Wenn Sie hier bereits Schwierigkeiten haben, wird es beim Koitus sicherlich nicht einfacher. Erst sobald Sie sich einigermaßen sicher fühlen, sollten Sie zum Geschlechtsverkehr kommen. Spüren Sie dabei genau in sich hinein, und nehmen Sie all Ihre Empfindungen wahr: *Wie stark sind Sie vor dem Eindringen in die Partnerin erregt?* Lassen Sie sich insbesondere in den ersten Sekunden des Geschlechtsaktes Zeit, und nehmen Sie rechtzeitig Veränderungen vor.

◆ Wenn Sie eine Pause benötigen, bitten Sie Ihre Partnerin darum. Die meisten Frauen unterbrechen gerne den Koitus bzw. die manuelle Stimulation des Penis, um einfach ein bißchen zu schmusen, zu küssen oder sich mit anderen Körperteilen zu beschäftigen - oft kommt die Partnerin dabei sogar besser zum Zuge als beim normalen Sex.

- Da verschiedene Stellungen verschieden erregend sind, beginnen Sie mit weniger erregenden Stellungen; achten Sie auf Ihre Atem- und Bewegungstechnik (beides wird ab S. 101 ausführlich beschrieben).
  Entscheiden Sie bewußt, wann Sie zum Samenerguß kommen wollen und genießen Sie diesen.

- Sagen Sie der Frau danach, was Ihnen beim sexuellen Zusammensein gefallen hat und was nicht. Sie sollte das gleiche Ihnen gegenüber zum Ausdruck bringen. Es handelt sich hierbei wiederum um eine vertrauenbildende und angstabbauende Maßnahme.

- Führen Sie weiterhin Ihre Masturbationsübungen aus. Noch sind Sie in der Lernphase und sollten daher mindestens dreimal pro Woche üben (Masturbation und Geschlechtsverkehr zusammengenommen).

Wahrscheinlich wird Ihnen zu Beginn die Ejakulationskontrolle noch ab und zu entgleiten. Dies ist völlig normal, bessert sich nun aber sehr rasch. Arbeiten Sie an für Sie problematischen Situationen im Rahmen der Masturbationsübungen, indem Sie sich bildhaft vorstellen, wie Sie auch die kritischen Szenen beherrschen.

Für alle drei Phasen gilt außerdem: Bleiben Sie ehrlich zu sich selbst und zu Ihrer Partnerin. Wenn Sie nur an einem One-night-stand interessiert sind - übrigens die schwierigste Art, Ejakulationsbeherrschung zu üben - stehen Sie dazu. Sie riskieren zwar eine Ablehnung durch die Frau, setzen sich aber dann nicht selbst unter den Druck, Dinge vorheucheln zu müssen, die Ihnen ein schlechtes Gewissen machen. Versuchen Sie es vielleicht so: *"Du, ich finde Dich total attraktiv! Ich hätte große Lust, heute mit Dir zu schlafen..."* oder *"Ich habe gerade eine wirklich große Enttäuschung hinter mir und bin momentan weder beziehungsfähig noch bereit, mich zu binden. Aber mit Dir würde ich mich heute gerne vollkommen gehen lassen..."*.
Finden Sie den individuellen Weg, der es Ihnen erlaubt, so frei und ungezwungen wie möglich in eine neue (sexuelle) Beziehung hineinzugehen.

(2) Wenn Sie eine feste Partnerin in Ihr Programm integriert haben, folgen nun die *Übungen zum Geschlechtsverkehr (vgl. Masters und Johnson, L. Kaplan, Zilbergeld)*. Sie werden dabei konsequent immer näher an den eigentlichen Geschlechtsakt herangeführt und lernen so, frei von Angst Ihre eigenen Empfindungen bewußt wahrzunehmen und zu genießen. Hierbei sind jedoch einige Regeln zu beachten:

- ◆ Sorgen Sie für eine entspannte Atmosphäre. Stellen Sie sicher, daß Sie beide die auszuführende Übung vollkommen verstanden haben.

- ◆ Die angegebene Übungsdauer bezieht sich ausschließlich auf die konkrete Partnerübung. Das Vorspiel ist in der angegebenen Zeit nicht inbegriffen.

- ◆ Konzentrieren Sie sich während der Übung so weit wie möglich auf sich selbst. Stoppen Sie rechtzeitig vor dem Point of no return, und setzen Sie sich nicht unter den Druck, gleich bei den ersten Übungen ganz nahe an diesen Punkt herankommen zu müssen. Wählen Sie die Pausen lange genug, damit der Ejakulationsdrang wirklich nachlassen kann (ca. 1 Min.)

- ◆ Wenn Ihre Gedanken abschweifen, ist das kein Grund für Schuldgefühle. Lenken Sie Ihre Aufmerksamkeit einfach zurück auf sich selbst und Ihren Körper. Achten Sie wieder genau auf Ihre Empfindungen.

- ◆ Genießen Sie den Höhepunkt am Ende der Übung. Lassen Sie sich gehen. Spüren Sie tief in sich hinein. Entspannen Sie sich danach einige Zeit, bevor Sie sich der Befriedigung der Partnerin zuwenden. Es ist äußerst wichtig, daß Sie die Dame in der vereinbarten Weise befriedigen - Sie ist nicht nur Trainingsobjekt, sondern Partnerin.
  Wenn Sie wollen, beenden Sie die Übung ohne Samenerguß: Dies gibt Ihnen die Sicherheit, daß sexuelles Zusammensein auch ohne Ejakulation möglich ist. Die Befriedigung der Partnerin bleibt davon unberührt.

- ◆ Gehen Sie erst dann zur nächsten Übung, wenn Sie Ihre Ejakulation 15 Min. lang mit höchstens drei bis vier Stopps bzw. beliebig vielen feinen Veränderungen zurückhalten können. Sollten bei der nächsten Übung Schwierigkeiten auftreten oder die gewünschten Resultate ausbleiben, kehren Sie nochmals zurück zur vorangehenden Partnerübung.

- ◆ Sorgen Sie insbesondere in den Übungswochen auch außerhalb der Übung für genügend Körperkontakt zu Ihrer Partnerin. Zeigen Sie ihr Ihre Liebe und Zuneigung. Nehmen Sie sich ausreichend Zeit, Ihr sonstiges Zusammensein zu genießen: schmusen Sie, küssen Sie sich, tanzen Sie eng umschlungen oder duschen Sie zusammen - kurz: genießen Sie alles, was Ihr gegenseitiges körperliches Begehren ausdrückt.

Die bisher anhand der Masturbation erlernten Grundlagen werden bei den Koitusübungen auf das Zusammenspiel mit der Partnerin übertragen. Die Dame Ihrer Wahl stimuliert Sie hierbei zuerst mit Unterbrechungen (analog der Start-Stop-Methode) und in der nächsten Stufe mit feinen Veränderungen (analog der Masturbationsübung mit feinen Veränderungen). Anstatt die Stimulation zu unterbrechen, sollte Ihre Helferin Variationen durchführen. Hierbei hat sich ganz besonders die sog. Squeezing-Technik bewährt, die bei den Übungen ausführlich beschrieben wird. Nehmen Sie aber auch andere Veränderungen vor und experimentieren Sie mit Elementen der Kegelübung wie beschrieben. Benutzen Sie wenn möglich ein Gleitmittel.

Sobald Sie in der Lage sind, sich 15 Minuten lang ununterbrochen manuell stimulieren zu lassen, gehen Sie zu den Übungen Heranführen und Einführen des Penis in die Vagina über. Hierbei ist es wichtig, mit (gegenseitigen) Streicheleinheiten für den ganzen Körper zu beginnen, bevor Sie sich auf den Genitalbereich konzentrieren. Lassen Sie jedoch keinen Leistungsdruck in Sachen Erektion und Lubrikation (=Feuchtwerden der Scheide) aufkommen: Ein Einführen des Penis ist in diesen Übungen zwar erlaubt, aber kein Muß. Wenn Ihr Penis nicht steif werden sollte, machen Sie einfach weiter mit dem Sensualitätstraining und verschieben die eigentliche Übung auf einen anderen Tag. Benutzen Sie ein Gleitmittel, um Ihre Partnerin nicht unter Lubrikationsdruck zu setzen.

Haben Sie in den nächsten Wochen sooft Sex wie möglich - dann werden Sie bald keine Hilfestellung mehr benötigen, sondern den Geschlechtsakt in jeder von Ihnen gewünschten Form beliebig ausführen können. Die beiliegenden Checklisten im Anschluß an die Übungen geben Ihnen eine Zusammenfassung aller wichtigen Informationen zu dieser Übungsstufe.

Sollten Sie beim Heran- und Einführen des Penis über längere Zeit hinweg Probleme haben, benutzen Sie die Übung *Squeezen und Stopfen (vgl. Haeberle).* Zwar ist der zeitliche Aufwand mit dieser Übung etwas größer, dafür ist sie langfristig äußerst wirksam.

Übung 15
Manuelle Stimulation durch die Partnerin I

Benötigte Hilfsmittel:	keine
Zeit:	15 bis 20 Minuten
Bemerkungen:	keine

Bei den folgenden Stimulationsübungen handelt es sich um eine Weiterentwicklung der Start-Stop-Methode von *Semans*. Insbesondere *Masters und Johnson* sowie *Zilbergeld* haben hier wertvolle Arbeit geleistet.

Legen Sie sich auf eine bequeme Unterlage und entspannen Sie. Ihre Partnerin sollte sich so hinsetzen, daß sie die eingenommene Stellung mühelos während der Übungszeit beibehalten kann. Sie kann sich entweder rittlings über Sie setzen und Ihnen den Rücken zudrehen oder aber - Ihnen zugewandt - ihre Beine links und rechts an Ihrem Oberkörper vorbeilegen, so daß sie genau vor Ihren Genitalien und zwischen Ihren aufgestellten und leicht gespreizten Beinen zu sitzen kommt. In dieser Stellung kann sie sich auch problemlos an ein Kissen oder die Wand anlehnen.

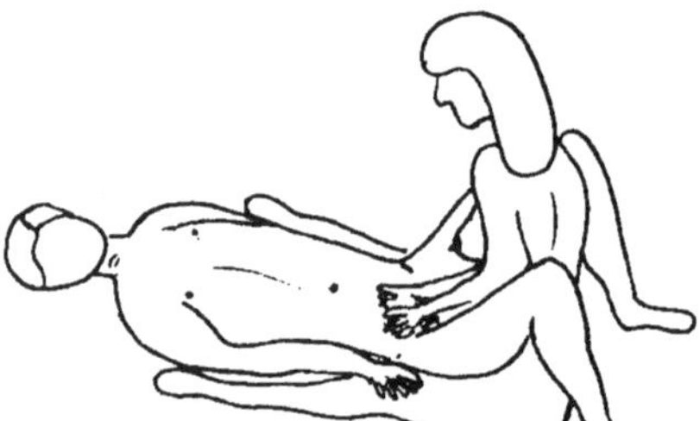

Geben Sie Ihrer Partnerin klare Anweisungen, wie sie Ihren Penis stimulieren soll. Scheuen Sie sich nicht, ihr genau zu sagen, was Sie am meisten erregt.

(Übung 15)

Spüren Sie genau in sich hinein. Sobald Sie sich dem Point of no return nähern, lassen Sie Ihre Partnerin durch einen klaren Ausruf wissen, daß sie die Stimulation stoppen soll. Wiederholen Sie diesen Vorgang mindestens drei Mal. Lassen Sie den Ejakulationsdrang jedesmal vollständig abklingen, bevor Ihre Partnerin die Stimulation wieder aufnimmt. Setzen Sie sich nicht selbst unter den Druck, schon bei den ersten Übungen zu nahe an den Point of no return herankommen zu wollen, oder die Pausen zu kurz zu halten. Entspannen Sie!

Sobald Sie die Zeit für gekommen halten und nur, wenn Sie es wirklich wollen, kommen Sie zum Samenerguß. Die Entscheidung, ob und wann Sie ejakulieren wollen, ist integraler Bestandteil dieser Übung. Somit steht es Ihnen frei, sich auch für einen späteren Höhepunkt zu entscheiden, z.B. während oder nachdem Sie Ihre Partnerin in der vereinbarten Weise befriedigt haben.

Wenn Sie die Übungen die ersten Male durchführen, kann es eine gute Erfahrung sein, die Übung nach drei- oder mehrmaliger Stimulation *ohne* Ejakulation zu beenden. Sie erhalten dadurch Sicherheit, sexuelles Beisammensein *ohne* Samenerguß erleben zu können.

Wenn Ihre Gedanken im Laufe der Übung abschweifen, lenken Sie sie behutsam wieder auf Ihre Körperempfindungen und Ihr Erregungsniveau zurück. Wenn die Gedanken um Ihre Partnerin kreisen *("langweilt sie sich? schlafen ihr schon die Beine ein in dieser Stellung?")* ehrt Sie das zwar, denken Sie aber bitte immer an das Ziel, das Sie beide erreichen wollen und an den damit verbundenen Lohn.

Es kann durchaus vorkommen, daß Sie nicht immer auf Kommando eine Erektion bekommen. Lassen Sie sich davon nicht beunruhigen und verschieben Sie die Übung auf einen späteren Zeitpunkt. Das gleiche gilt, wenn Ihre Partnerin äußert, daß sie ermüdet ist oder keine Lust hat.

Sollten Sie sich dem Punkt ohne Wiederkehr zu schnell genähert haben und die Ejakulation nicht mehr zurückhalten können, genießen Sie *trotzdem* den Höhepunkt und spüren Sie auch nach dem Orgasmus noch eine Weile in sich hinein. So lernen Sie den Punkt kennen, an dem es definitiv zu spät ist.

Anleitung:
Squeeze-Technik

W. Masters und V. Johnson arbeiten sehr erfolgreich mit einer ursprünglich von *J. Semans* entwickelten Variation, die sich "squeezing" (=quetschen) nennt und in den meisten Fällen besonders wirksam ist. Allerdings ist es eine eher technische Methode im Gegensatz zu den sonstigen Variationen. Aufgrund der hohen Wirksamkeit sollten Sie es auf jeden Fall versuchen.

Wenn Sie in den folgenden Partnerübungen das Herannahen der Ejakulation spüren, sollte Ihre Partnerin folgendermaßen vorgehen:

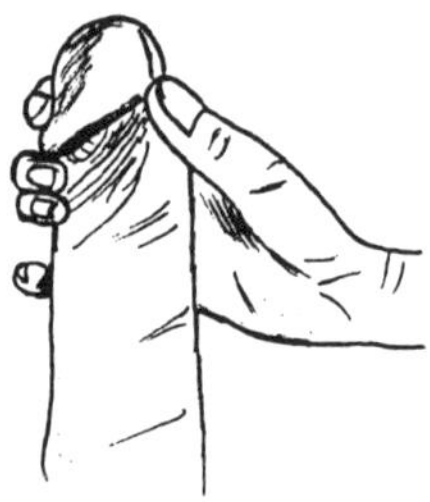

Sie legt ihren Daumen auf die Unterseite der Eichel. Zeige- und Mittelfinger kommen bei dieser Variation ober- bzw. unterhalb der Kranzfurche auf der Oberseite der Eichel zu liegen.

Druck wird nun ausgeübt, indem Ihre Partnerin ca. drei bis zehn Sekunden lang relativ fest den Daumen und Zeige/Mittelfinger gegeneinanderdrückt. Experimentieren Sie mit der Druckstärke und der Zeitdauer (→ führen Sie eventuell die Hand Ihrer Partnerin).

Dieser Vorgang bewirkt ein Abklemmen der Harnröhre und ist vergleichbar mit dem Element "Zusammenpressen" der Kegelübung. Squeezen Sie nur den voll erigierten (=steifen) Penis - ansonsten könnte der Druck schmerzhaft sein.
Sollte es nicht möglich sein, FEST zu drücken, soll Ihre Partnerin einen geringeren Druck für etwa 15 Sekunden auf die Eichel geben.

Auf das Quetschen hin wird der Ejakulationsdruck normalerweise sofort nachlassen. Allerdings kann Ihre Erektion ebenfalls zurückgehen - beunruhigen Sie sich dadurch nicht, das ist normal.

Es ist wichtig, daß Sie beide das Squeezen vollkommen verstanden haben, da es in den folgenden Übungen regelmäßig als Variation angewendet werden soll.

Übung 16
Manuelle Stimulation durch die Partnerin II

Benötigte Hilfsmittel:	Gleitmittel
Zeit:	15 bis 20 Minuten
Bemerkungen:	keine

Fortgeschrittenenübung I:

Sobald Sie die "Manuelle Stimulation durch die Partnerin I" 15 Minuten mit höchstens vier Unterbrechungen durchhalten, sollten Sie anstatt der Stopps die Squeeze-Technik anwenden. Sie werden sehen, wie schnell Sie jetzt weitere Fortschritte machen. Sie können jetzt einen gewissen Grad sexueller Erregung erreichen und lange Zeit aufrechterhalten, ohne zu ejakulieren.

Arbeiten Sie - wenn Sie wollen - neben der Squeeze-Technik ruhig auch mit anderen Variationen. Bitten Sie Ihre Partnerin, kurz vor Erreichen des Point of no return andere, weniger erregende Stimulationstechniken anzuwenden, solange, bis der Ejakulationsdruck nachläßt (z.B. Konzentration beim Streicheln auf eine andere Stelle des Penis, Variation von Druck und Geschwindigkeit...). Erklären Sie wiederum genau, was Sie wünschen und wie der Wechsel in der Stimulationstechnik vor sich gehen soll.

Führen auch *Sie* Variationen durch: Experimentieren Sie mit dem An- und Entspannen des Schließmuskels (s. Kegelübung). Versuchen Sie sowohl längeres als auch kurzes Zusammenziehen der entsprechenden Muskelgruppen.

Entscheiden Sie selbst, ob Squeezen oder die anderen Variationen für Sie sinnvoller sind.

(Übung 16)

Fortgeschrittenenübung II:

Sobald Sie sich einigermaßen sicher fühlen, lassen Sie die Übung mit einem Gleitmittel (natürliche Öle, Babyöl oder spezielles Gleitgel aus dem Erotik-Handel) durchführen. Ziel sollte es sein, sich 15 Minuten ohne Unterbrechung mit beliebig vielen feinen Veränderungen stimulieren zu lassen, ohne zu einem ungewollten Samenerguß zu kommen.

Auch wenn Sie diese Übung schon bei den ersten Malen beherrschen - lassen Sie sich Zeit und führen Sie die manuelle Stimulation über einen Zeitraum von mindestens 10 Tagen durch. Auch wesentlich längere Übungszeiträume sind in Ordnung.

Sollten Sie jedoch über mehrere Übungen hinweg *überhaupt* keine Fortschritte erzielen, gehen Sie nochmals zu den Masturbationsübungen zurück, und versuchen Sie *für sich alleine*, absolute Kontrolle während der Masturbation aufzubauen.
Unterstützen Sie Ihre Anstrengungen mit dem gezielten Einsatz der Phantasieübung: Nehmen Sie in der Phantasie die Stimulation durch die Partnerin vorweg, und gehen Sie die Partnerübung vor Ihrem geistigen Auge in allen Einzelheiten durch.

Übung 17
Heranführen des Penis an die Vagina

Benötigte Hilfsmittel: keine
Zeit: 25 Minuten

Beginnen Sie damit, sich abwechselnd am ganzen Körper zu streicheln. Genießen Sie die Berührungen mit all Ihren Sinnen - die nachfolgende Übung wird dann sicher gut gelingen.

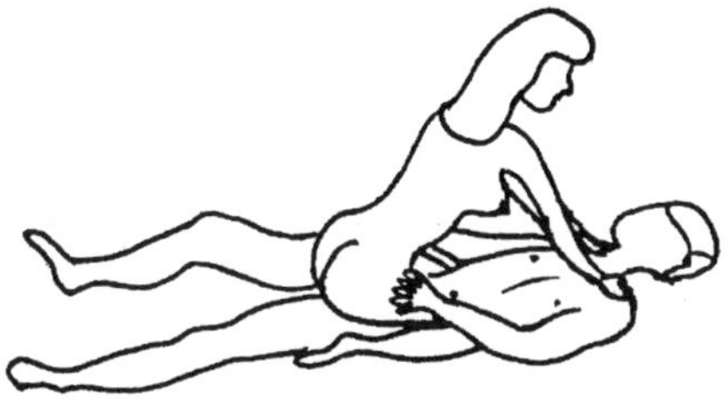

Ihre Partnerin sitzt rittlings über Ihren geschlossenen Oberschenkeln, so daß Sie sich gegenseitig in die Augen sehen können.

Auf Ihr Zeichen hin führt Ihre Partnerin den Penis langsam an die Vagina (=Scheide) heran. Dies kann dadurch geschehen, daß sie ihn an ihrem Oberschenkel reibt, ihn mit den Oberschenkeln umschließt, das Glied dann an Schamhaar, Schambein und Schamlippen reibt oder was immer Sie sich sonst vorstellen können. Sagen Sie es Ihrer Partnerin. Meist wird Ihr Penis hierbei steif sein, die Übung läßt sich aber auch ohne Erektion durchführen.

Wenn Sie den Samenerguß herannahen spüren, sollte Ihre Partnerin jegliches Heranführen sofort beenden, so lange, bis der Ejakulationsdruck nachläßt.
Setzen Sie die Squeeze-Technik ein oder experimentieren Sie vor dem Point of no return mit den bei Ihnen wirksamen Elementen der Kegelübung, um den Ejakulationsdrang abzubauen. Erst wenn Sie sich bei dieser Übung sicher fühlen, gehen Sie zur Übung "Einführen des Penis in die Vagina" über.

Vergessen Sie bitte während aller Übungen nie Ihre Absprachen mit der Dame Ihrer Wahl in bezug auf deren Befriedigung. Geben Sie in dieser kritischen Zeit besonders viel Zärtlichkeit und Liebe. Das nimmt den Übungen den Trainings-Charakter und fördert eine intensive, liebevolle Beziehung zwischen Ihnen über die Übungszeit hinaus für die gesamte Folgezeit Ihrer Beziehung.

Übung 18
Einführen des Penis in die Vagina

Benötigte Hilfsmittel: eventuell ein Gleitmittel
Zeit: 20 bis 30 Minuten
Bemerkung: keine

Beginnen Sie wieder damit, sich abwechselnd am ganzen Körper zu streicheln. Genießen Sie die Berührungen mit all Ihren Sinnen - die nachfolgende Übung wird dann sicher gut gelingen.

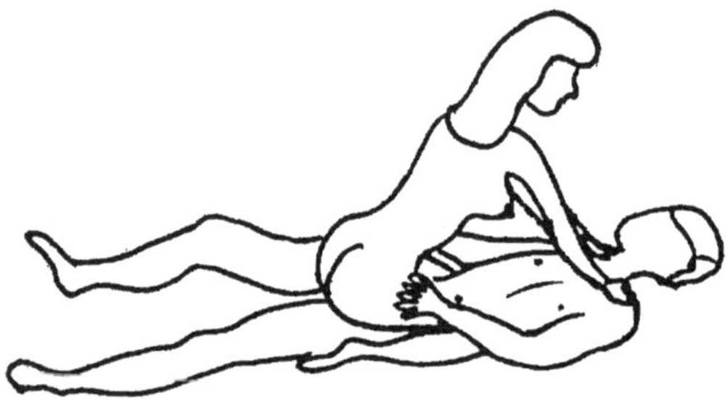

Ihre Partnerin hockt bei der folgenden Übung wieder in Reiterstellung über Ihnen und stimuliert Ihren Penis. Lassen Sie sich nach Eintritt der Erektion ca. zwei Minuten manuell oder oral (=mit dem Mund) stimulieren.

Verbringen Sie mindestens zwei weitere Minuten damit, Ihr Glied an die Vagina heranführen zu lassen. Wenn Sie die Übung die ersten Male machen, wenden Sie an dieser Stelle auch zwei bis dreimal die Squeeze-Technik an, sobald Sie eine Erektion haben. Das gibt die nötige Selbstsicherheit.

Sobald Sie sich in der Nähe der weiblichen Genitalien sicher fühlen und Ihre Ejakulation zurückhalten können, sollte Ihre Partnerin den erigierten Penis langsam in die Vagina einführen. Lassen Sie sich Zeit und tun Sie nichts, wovon Sie nicht überzeugt sind, daß es klappt. Führen Sie Ihr Glied z.B. nur ein kleines Stück in die Vagina ein, und steigern Sie die Tiefe im gleichen Maß, wie auch Ihre Sicherheit steigt.

Sobald Sie Ihrer Meinung nach tief genug eingedrungen sind, bleiben Sie beide regungslos in der eingenommen Stellung sitzen bzw. liegen. Vielleicht ist dies das erste Mal in Ihrem Leben, daß Sie nach dem Eindringen in die Vagina nicht

(Übung 18)

sofort ejakulieren! Lernen Sie, daß bereits das Einführen des Penis angenehme Erregung und innere Nähe zum Partner herstellen kann, ohne gleich als Signal zum Weitermachen interpretiert werden zu müssen.

Genießen Sie diesen Augenblick. Achten Sie genau auf Ihr Erregungsniveau und spüren Sie tief in sich hinein. Sind Sie entspannt und was macht Ihr Atem? Wie fühlt sich die Scheide von innen an?

Ihre Partnerin sollte sich nur so viel bewegen, daß Sie Ihre Erektion aufrechterhalten können. Im gleichen Umfang, wie Ihre Kontrolle über die Ejakulation wächst, sollten Sie dann Ihre Beckenbewegungen steigern. Dies wird beim ersten Üben sicher noch nicht der Fall sein.

Um den Ejakulationsdruck abzubauen, arbeiten Sie in erster Linie mit Variationen der Stimulation und Muskelan- bzw. -entspannung (Kegelübung). Führen Sie den Penis, wenn Sie wollen, regelmäßig wieder aus der Scheide aus. Achten Sie in diesem Fall darauf, daß das Zurückziehen so langsam wie möglich geschieht, da sonst der Ejakulationsreflex ausgelöst werden kann. Atmen Sie beim Zurückziehen tief in den Bauch hinein ein.

Bei dieser Übung kann auf zweierlei Arten Leistungsdruck entstehen, dem es vorzubeugen gilt:

- Verwenden Sie ein Gleitmittel, um der Frau Ängste bezüglich ihrer Lubrikation (=Feuchtigkeit der Scheide) zu nehmen.
- Wenn Sie spontan keine Erektion bekommen, ist dies kein Grund zur Besorgnis: Ein Einführen des Penis ist zwar erlaubt, aber kein Muß! Streicheln Sie sich gegenseitig, nutzen Sie grundsätzlich erst die zweite oder dritte Erektion für die Übung, oder verschieben Sie das gesamte Einführen einfach auf den folgenden Tag.

Führen Sie diese Übung mindestens fünfmal durch. Sobald Sie sich einigermaßen sicher dabei fühlen, beginnen Sie, während der Übung den normalen Geschlechtsverkehr in Ihrer Phantasie vorwegzunehmen. Diese mentale Vorbereitung bringt Sie - in Verbindung mit den entsprechenden Übungsstellungen und der richtigen Atemtechnik - endgültig an Ihr Ziel.

Übung 19
Squeezen und Stopfen

Benötigte Hilfsmittel: unbedingt mit Gleitmittel (wegen "Stopfen")
Zeit: 20 bis 30 Minuten

Diese Übung *(vgl. Haeberle)* sollte immer dann zur Anwendung kommen, wenn Sie bei der Einführ-Übung Probleme haben. Führen Sie die Übung dann mindestens über zwei Wochen hinweg durch.

1. Schritt: Ihre Partnerin sitzt wieder zwischen Ihren aufgestellten und leicht gespreizten Oberschenkeln und stimuliert Ihren Penis. Wenn Sie sich dem Punkt ohne Wiederkehr nähern, beginnt sie auf Ihr Zeichen hin das Squeezen.

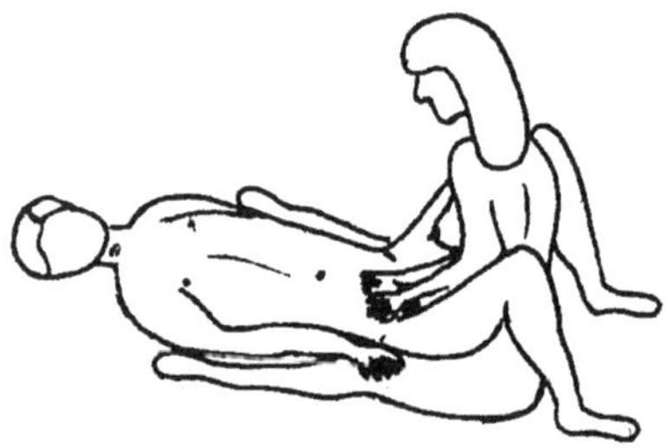

Übungsstellung

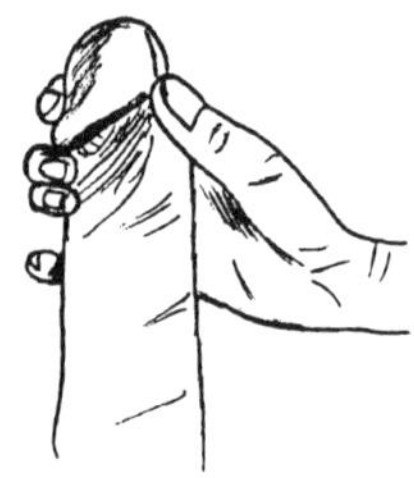

Squeeze-Technik

2. Schritt: Sobald Ihre Partnerin durch das Quetschen ein Abklingen des Ejakulationsdranges erreicht hat, setzt sie sich in Reiterstellung auf Sie und führt ("stopft") Ihren nun etwas schlafferen Penis in die Vagina hinein. Wurde das Squeezen richtig angewandt, werden Sie dabei *sicher nicht* ejakulieren.

3. Schritt: Nach ein bis zwei Minuten kann die Frau dann damit beginnen, sich soweit zu bewegen, daß Sie wieder zu einer vollen Erektion kommen. Auf Ihr Zeichen hin - kurz vor dem Samenerguß - nimmt sie den Penis aus der Scheide heraus und wendet erneut die Squeeze-Technik und das Stopfen an.

Bleiben *Sie* dabei jedoch unbedingt passiv; atmen Sie gleichmäßig, um den Ejakulationsreflex nicht zu beschleunigen.
Sobald Sie sich einigermaßen sicher dabei fühlen, beginnen Sie, während der Übung den normalen Geschlechtsverkehr in Ihrer Phantasie vorwegzunehmen.

(3) Insbesondere in den nächsten Wochen ist es sehr hilfreich, einige Regeln zur *Atem- und Bewegungstechnik sowie zu günstigen Stellungen (vgl. Annon, Assal und Benès, L. Kaplan)* zu beachten. Dies gilt für alle Betroffenen, egal, ob sie mit oder ohne feste Partnerin arbeiten.

Atmung und Bewegung

Beim Herannahen der Ejakulation hält der unsichere Mann oft buchstäblich den Atem an. Dies hat negative Auswirkungen auf die im Körper ablaufenden biochemischen Prozesse, die hier kurz und stark vereinfacht dargestellt werden sollen: Erstens wird die Herztätigkeit durch das Anhalten des Atems bzw. durch zu heftige Bewegungen verstärkt. Als Folge davon kommt es zu einer Überproduktion von Adrenalin, welches den Ejakulationsvorgang beschleunigen kann. Zweitens bildet sich im Blut Kohlendioxid, welches normalerweise abgeatmet wird. Bei angehaltenem/unregelmäßigem Atem kann dieser Mechanismus nicht mehr funktionieren. Die Bildung von Sympathin wird dadurch verstärkt, was ebenfalls zu einem schnelleren Herannahen der Ejakulation führen kann.
Beide Punkte gelten übrigens für jede Art von Angstgefühl. Wenn auch Sie sonst unter Ängsten leiden, ist eine bewußt angewandte Atemtechnik eines der besten Instrumente, dagegen anzugehen.

Achten Sie daher beim Geschlechtsverkehr genau auf Ihre Atmung. Versuchen Sie, angelehnt an den Rhythmus Ihrer Beckenbewegungen gleichmäßig zu atmen. Wenn möglich, atmen Sie durch den leicht geöffneten Mund und in den Bauch hinein (Zwerchfellatmung). Atmen Sie genauso intensiv *aus*!

Insbesondere kurz vor Erreichen des Point of no return bzw. beim Stoppen aller Bewegungen sollten Sie darauf achten, daß Ihr Atem entspannt weiterfließt. Scheuen Sie sich nicht, laut zu keuchen anstatt still in sich hineinzuatmen und nicht genug Sauerstoff zu bekommen.

Achten Sie außerdem auf Ihr Bewegungsniveau. Wieviel Energie benötigen Sie für Ihren Bewegungsablauf? Zu viel Bewegung steigert die Herztätigkeit und führt zu den oben beschriebenen Mechanismen. Die beiden folgenden Ratschläge sorgen dafür, daß die in Ihrem Körper ablaufenden biochemischen Prozesse *für* statt *gegen* Sie arbeiten:

- Konzentrieren Sie sich auf Ihren Atem. Anstatt sich z.B. durch das Multiplizieren vierstelliger Zahlen im Kopf oder durch negative Gedanken abzulenken, konzentrieren Sie sich über die Atemtechnik auf Ihren Körper und dessen Reaktionen. Atmen Sie grundsätzlich bei jeder Rückwärtsbewegung des Penis ein und atmen Sie aus, wenn Sie wieder tiefer in die Scheide der Frau vorwärts stoßen.

- Schränken Sie Ihre körperliche Betätigung beim Sex ein. Bewegen Sie (nur momentan!) beim Koitus nicht Ihren ganzen Körper, sondern nur den Beckenbereich. Heben Sie beim Zurückziehen das Becken mit hohlem Kreuz ab und lassen Sie Ihren Unterkörper dann (kontrolliert!) wieder fallen. Führen Sie kreisende statt stoßende Bewegungen durch. Verrenken Sie sich nicht in anstrengenden Stellungen. So bleibt Ihre Herzschlagfrequenz am ehesten auf normalem Niveau.

Stellungen

Die sexuelle Erregung beim Geschlechtsverkehr beinhaltet zwei Komponenten, die in den verschiedenen Stellungen unterschiedlich hervortreten: Erstens die Reibung des Penis innen an den feuchten Scheidenwänden (*physische Erregung*) und zweitens wird sie durch Stellungen gefördert, die ein tiefes Eindringen in die Vagina der Frau erlauben (*psychische Erregung*).
Die im folgenden beschriebenen Stellungen verfolgen immer den Zweck, *beide* Erregungskomponenten gering zu halten. Dies ermöglicht Ihnen das Erlernen der Ejakulationsbeherrschung beim Koitus. (Sie sind nur für den Übergang wichtig. Spätestens in einigen Wochen können Sie den Koitus in jeder Ihnen angenehmen Stellung ausführen, ohne weiterhin an Ejaculatio praecox denken zu müssen!)
Die *physische* Erregung wird durch Stellungen gemindert, die eine übermäßige Reizung der empfindlichen Eichel verhindern; die *psychische* Erregung wird dadurch möglichst gering gehalten, daß sämtliche Stellungen, in denen sich die Frau mit weit gespreizten Beinen und geöffneten Schamlippen hingibt, während der ersten Übungszeit verboten sind.

Drei Stellungen eignen sich besonders für Sie. Experimentieren Sie mit allen drei Varianten. Sie werden rasch feststellen, wie Sie den Koitus immer länger ausdehnen können. Ihr Selbstbewußtsein steigt dadurch, was diesmal zu einem *positiven* Selbstverstärkungsmechanismus führt: Sie können noch länger durchhalten, Ihr Selbstbewußtsein steigt noch weiter usw... .

1. Frau oben:

Sie liegen mit geschlossenen Beinen auf dem Rücken. Ihre Partnerin liegt ausgestreckt mit geöffneten Beinen auf Ihnen. Psychische und physische Erregung sind in dieser Stellung für Sie gering, die Befriedigung der Frau ist jedoch nicht beeinträchtigt. Diese Stellung ist erfahrungsgemäß die *beste* Übungsstellung. Sie sollten den Koitus insbesondere in der ersten Woche grundsätzlich in dieser Stellung beginnen.

Als Variante können auch *Sie* die Beine spreizen und die Dame Ihrer Wahl schließt die ihrigen, ohne sie allerdings zusammenzupressen. Alternativ dazu kann die Partnerin später auch rittlings auf Ihnen sitzen.

2. Seitenstellung:

Sie liegen beide auf der Seite, mit den Gesichtern zueinander. Sie haben also die Front Ihrer Partnerin vor Augen. Dies ist eine Stellung, die wenig Kraftaufwand erfordert, kein allzu tiefes Eindringen erlaubt und für beide Partner sehr sinnlich ist.

Als Variante liegt Ihre Partnerin mit leicht angewinkelten Beinen neben Ihnen auf der Seite und dreht Ihnen den Rücken zu. In dieser Stellung ist die physische Erregung eingeschränkt; Sie können den gesamten Körper Ihrer Partnerin mühelos liebkosen, was für die Frau sehr angenehm ist.

3. Mann oben:

Abwandlungen der klassischen Missionarstellung sind therapeutisch ebenfalls recht erfolgversprechend: Ihre Partnerin liegt mit *geschlossenen* Beinen auf dem Rücken, Sie mit geöffneten Beinen über ihr. Die Stimulation des Glieds erfolgt in dieser Stellung am wenig empfindlichen Penisrücken - die sensible Eichel wird nicht so stark gereizt. Gleichzeitig wird die Klitoris der Frau in dieser Stellung jedoch gut erreicht, wenn sie an Ihrem Schambein reibt.

In allen drei Stellungen sollte der Penis nur sehr langsam in der Vagina vor- und zurückbewegt werden. Lassen Sie sich Zeit. Ihr Gehirn wird so auf ein langsames Liebestempo programmiert, was eine verzögerte Auslösung des Ejakulationsreflexes begünstigt.

Versuchen Sie auch einen gelegentlichen Stellungswechsel, und stellen Sie fest, wie positiv eine solche Veränderung auf den Ejakulationsdrang wirkt. Wichtig ist, daß *Sie* in den Übungswochen die Geschwindigkeit der Beckenbewegung vorgeben. Dabei ist es hilfreich, wenn die Beckenbewegungen Ihrer Partnerin eingeschränkt sind.

Sollte Ihnen der Gedanke der langsamen Bewegungen ungewöhnlich erscheinen, haben Sie es sicherlich noch nicht versucht: Eng umschlungen beieinandersein, sich in die Augen sehen, eine kurze Pause für einen Schluck Sekt einlegen oder sich liebevolle Worte zuflüstern - "Schneckensex" ist eine der sinnlichsten Arten, seine Partnerin zu lieben. Jede erfahrene, reife Frau wird es zu schätzen wissen.

Als Variante des Vor- und Zurückbewegens lassen Sie das Glied relativ tief eingeführt in der Scheide und führen Sie langsame, kreisende Bewegungen Ihres Beckens aus. Dies vermindert die Reizung Ihres Penis, ist für die Partnerin jedoch sehr angenehm.

Sorgen Sie dafür, daß Sie und Ihre Partnerin *flach* liegen. Entfernen Sie alle Kopfkissen und vermeiden Sie weiche, unter Ihrem Gewicht durchhängende Unterlagen. Schon der leichteste Knick im Becken der Frau führt sonst zu einem wesentlich tieferen Eindringen des Penis in die Scheide und zu einer intensiveren Reizung der Eichel; physische und psychische Erregung steigen.

Wenn Sie kurz vor dem Punkt ohne Wiederkehr stehen, sollten Sie auf jeden Fall alle Bewegungen einstellen. Ziehen Sie das Glied nicht aus der Scheide heraus, sondern verharren Sie ruhig. Experimentieren Sie mit Elementen der Kegelübung, aber verkrampfen Sie sich nicht. Fahren Sie erst dann mit den Bewegungen fort, wenn der Ejakulationsdruck abgeklungen ist.

Und wenn Sie doch einmal den Point of no return verpassen: Entschuldigen Sie sich für nichts, sondern genießen Sie den Höhepunkt. Befriedigen Sie Ihre Partnerin anschließend. Mal für Mal werden Sie ab jetzt länger durchhalten.

Übung 20
Geschlechtsverkehr in weniger erregender Stellung

Benötigte Hilfsmittel: keine
Zeit: 15 bis 20 Minuten
Bemerkung: keine

Sobald Sie die Ausführungen zu Atem- und Bewegungstechnik verstanden haben, beginnen Sie mit der beschriebenen Stellung Nummer eins (Frau oben). Es handelt sich hierbei um die therapeutisch sinnvollste Stellung, die insbesondere zu Anfang große Erfolge verspricht.
Nehmen Sie jedoch recht bald die zweite Stellung (Seitenstellung) hinzu und beenden Sie den Koitus in jeder beliebigen und beiden angenehmen Stellung.

Fangen Sie damit an, daß nur Ihre Partnerin ihr Becken entsprechend Ihrer Anweisungen langsam vor- und zurückbewegt. Spüren Sie immer in sich hinein und kontrollieren Sie so Ihr Erregungsniveau. Entspannen Sie, und lassen Sie Ihren Atem frei fließen. Beginnen dann auch Sie mit Beckenbewegungen. Beachten Sie hierbei genau die Anweisungen zur Atemtechnik: Atmen Sie im Rhythmus Ihrer Beckenbewegungen und bewegen Sie sich (noch) nicht zu stark.

Kreisende Bewegungen Ihres Beckens anstatt des Vor- und Zurückstoßens sind genauso hilfreich wie der Einsatz von Teilen der Kegelübung. Versuchen Sie es!

Wenn Sie ohne feste Partnerin arbeiten, wird es nicht immer möglich sein, direkte Verhaltensanweisungen zu geben. Es ist verständlich, wenn Sie die neu kennengelernte Dame nicht gleich voll und ganz in Ihr Lernprogramm einweihen wollen. Versuchen Sie trotzdem, sie so direkt wie möglich zu solchen Aktionen anzuleiten, die Ihrem Lernen hilfreich sind. Und vergessen Sie nie Ihre vorbereitenden Masturbationsübungen!

Wenn Sie diese Übung mehrmals durchgeführt haben, nehmen Sie auch die dritte dargestellte Übungsstellung in Ihr Repertoire auf. Experimentieren Sie allmählich mit anderen Stellungen und lernen Sie so, Ihren Samenerguß nach Ihrem Willen zu steuern! Sie haben nun so lange hart an sich gearbeitet, daß Sie jetzt den Erfolg verdient haben und Ihre Sexualität zusammen mit Ihrer Partnerin wirklich genießen können.

Geschlechtsverkehr in beliebiger Stellung

Tun Sie es - Sie sind jetzt in der Lage dazu!

Viel Vergnügen dabei!

Zeitplan und Checkliste:

Bitte vergessen Sie nicht die weiterhin regelmäßig auszuführende Entspannung sowie die tägliche Kegelübung. Benutzen Sie grundsätzlich bildhafte Phantasien. Ein Gleitmittel bei den Masturbationsübungen sorgt für ein wesentlich realistischeres Gefühl bei der Übung.

Manche Männer benötigen eine längere Zeit, bis sie die hier beschriebene Übungsform beherrschen. Gründe hierfür liegen zum einen darin, daß nicht konsequent genug geübt wird, wichtige Hinderungsgründe im privaten Umfeld vorliegen, oder die Lösung im Einzelfall einfach einige Tage länger dauert. Lassen Sie sich daher nicht irritieren, wenn Sie die Übung eventuell etwas öfter ausführen müssen, als im Zeitplan unten angegeben.

A: Zeitplan und Checkliste für Männer *ohne* feste Partnerin

Um Ihnen das weitere Vorgehen zu erleichtern, folgt nun eine checklistenartige Zusammenfassung der wichtigsten Aspekte der dritten Lernstufe für Ihr Üben ohne feste Partnerin. Lesen Sie die Anleitungen immer wieder, damit Sie sich jeden kleinsten Sachverhalt genau einprägen und ihn, wenn es soweit ist, richtig umsetzen:

- Kennenlern- und Klärungsphase ohne Sex; kurze Treffen an einem neutralen Ort.

- Sexuelle Phase beginnt mit einfachen Berührungen und Massagen; Masturbationsübungen sind weiterhin durchzuführen.

- Üben Sie so oft wie möglich. Als Minimum gelten drei Übungen pro Woche, Sex und Masturbation zusammengenommen.

- Die phantasievolle Masturbation einige Stunden vor dem Geschlechtsakt trägt ohne jeden Zweifel zu einer erheblichen Verzögerung des Samenergusses beim späteren Koitus bei. Schaffen Sie sich dadurch die besten Voraussetzungen, *psychisch und physisch entspannt* die neue Art des Geschlechtsaktes zu erlernen. Dies gilt insbesondere bei den ersten Versuchen, aber nur dann, wenn Sie problemlos wieder eine Erektion bekommen.

◆Beachten Sie beim Koitus jeweils

- daß für den Anfang die ersten beiden beschriebenen Stellungen besonders geeignet sind. Regelmäßige Stellungswechsel fördern dabei die Ejakulationsbeherrschung;
- die richtige Atemtechnik (einatmen beim Herausziehen, ausatmen beim Hineinstoßen des Penis in die Vagina),
- die eingeschränkte Bewegungsfreiheit der Frau (zu Ihrer eigenen Kontrolle) und Ihre auf Ihr *Becken* beschränkten Bewegungen,
- die absolut flache Körperlage, ohne irgendwelche Kissen oder durchhängende Unterlagen,
- daß Sie *langsam* Stoßen bzw. alternativ dazu *kreisende* Beckenbewegungen durchführen,
- die gewollte Ejakulation zum Abschluß,
- die Befriedigung Ihrer Partnerin.

Tag Nr	***Lernprogramm (ohne Partnerin)***	***Verweis auf Übungsnummer***
1	Masturbation mit Variationen.	Übung 12
2	keine zusätzlichen Übungen.	
3	Masturbation mit Variationen.	Übung 12
4	Regeln zu Umgang und Sex mit neuer Partnerin nochmals lesen.	S. 86ff
5	Masturbation mit Variationen.	Übung 12
6	keine zusätzlichen Übungen.	
7	Masturbation mit Variationen.	Übung 12
8	Hüftschwung-Übung.	Übung 9
9	Masturbation mit Variationen.	Übung 12
10	Hinweise Atem- & Bewegungstechnik nochmals lesen.	S. 101f
11	Masturbation mit Variationen oder Geschlechtsverkehr in weniger erregender Stellung.	Übungen 12/20
12	Hinweise zu Übungsstellungen nochmals lesen.	S. 102ff

Tag Nr	*Lernprogramm (ohne Partnerin)*	*Verweis auf Übungsnummer*
13	Masturbation mit Variationen oder Geschlechtsverkehr in weniger erregender Stellung.	Übungen 12/20
14	Geschlechtsverkehr in weniger erregender Stellung ausführen.	Übung 20
15	Bei Bedarf und/oder Interesse schmökern Sie ein bißchen in den Zusatzübungen - Sie erhalten interessante Anregungen, trotzdessen, daß Ihr Problem inzwischen gelöst ist.	ab S. 114
16	Masturbation mit Variationen.	Übung 12
17	Abschließende Bemerkungen unbedingt lesen.	S. 132f
18	Geschlechtsverkehr in beliebiger Stellung.	S. 106

	ok	*nicht ok*
Kegelübung in beiden Varianten täglich durchgeführt:	O	O
Regelmäßig Entspannungstraining durchgeführt:	O	O
Regeln zu Umgang und Sex mit neuer Partnerin gelesen und verstanden:	O	O
Masturbation mit Variationen mindestens dreimal pro Woche durchgeführt:	O	O
Hinweise zu Atem- und Bewegungstechnik gelesen und verstanden:	O	O
Hinweise zu den Übungsstellungen gelesen und verstanden:	O	O
Geschlechtsverkehr in weniger erregender Stellung mindestens dreimal durchgeführt:	O	O
Abschließende Bemerkungen (S. 132f) gelesen und verstanden:	O	O

Sollten Erfolge auf dieser Stufe über mehrere Wochen hinweg ausbleiben, so sind zusätzlich die ab S. 114 beschriebenen Zusatzübungen zu absolvieren. In Einzelfällen kann auch eine Psychotherapie notwendig sein.

Die meisten Männer sind nun jedoch in der Lage, den Koitus zumindest einige

Minuten und damit wesentlich länger als bisher auszuführen. Bei Beherzigung der Ratschläge zu den Themen Stellung, Atem- und Bewegungstechnik wird die Fähigkeit zum längeren Geschlechtsverkehr in beliebiger Stellung nun rasch zunehmen.

Das genaue Programm-Ende ist abhängig davon, wie oft Sie mit einer Partnerin in weniger erregenden Stellungen Sex haben. Gestalten Sie die Übergänge von der Masturbation zu den weniger erregenden Stellungen und dann zum normalen Geschlechtsverkehr fließend und beachten Sie unbedingt die Hinweise zu Umgang und Sex mit einer neuen Partnerin.
Pro Woche sollten Sie weiterhin MINDESTENS drei Mal entweder masturbieren oder Geschlechtsverkehr haben. Je nach Übungshäufigkeit sind Sie dann in zwei bis vier Wochen soweit, daß der vorzeitige Samenerguß endgültig überwunden ist. Herzlichen Glückwunsch!

B: Zeitplan und Checkliste für Männer *mit* fester Partnerin

Sie haben nun eine Flut von Detailinformationen zum Geschlechtsverkehr erhalten. Um Ihnen das weitere Vorgehen zu erleichtern, folgt eine checklistenartige Zusammenfassung der wichtigsten Aspekte für die Partnerübungen. Lesen Sie die Anleitungen immer wieder, damit Sie sich jeden kleinsten Sachverhalt genau einprägen und ihn, wenn es soweit ist, richtig umsetzen:

◆ Besprechen Sie - falls noch nicht geschehen - das gesamte Vorgehen und insbesondere die Start-Stop-Methode, mit Ihrer Partnerin. Einigen Sie sich über Übungshäufigkeiten und Termine.

◆ Üben Sie so oft wie möglich. Als Minimum gilt dreimaliges Üben pro Woche (Masturbation oder Geschlechtsverkehr).

◆ Zeigen Sie nicht nur während der Übungen Ihre Zuneigung und Liebe. Schaffen Sie eine vertrauensvolle Daueratmosphäre, und genießen Sie jede Form des Zusammenseins mit Ihrer Partnerin.

◆ Lassen Sie sich bei den vorbereitenden Übungen viel Zeit. Wenn Sie die Übungen "Manuelle Stimulation durch die Partnerin" und das "Heranführen des Penis an die Vagina" beherrschen, wird der Rest ein Kinderspiel!

◆ Sobald Sie das "Einführen des Penis in die Vagina" beherrschen, nehmen Sie in Ihrer Phantasie den normalen Geschlechtsverkehr vorweg.

◆ Die phantasievolle Masturbation einige Stunden vor dem Geschlechtsakt trägt ohne jeden Zweifel zu einer erheblichen Verzögerung des Samenergusses beim späteren Koitus bei. Schaffen Sie sich dadurch die besten Voraussetzungen, psychisch und physisch entspannt die neue Art des Geschlechtsaktes zu erlernen. Dies gilt insbesondere bei den ersten Versuchen, aber nur dann, wenn Sie problemlos wieder eine Erektion bekommen.

◆ Beachten Sie beim Koitus jeweils:

- daß für den Anfang die ersten beiden der beschriebenen Stellungen besonders geeignet sind. Regelmäßige Stellungswechsel fördern dabei die Ejakulationsbeherrschung.
- die richtige Atemtechnik (einatmen beim Herausziehen, ausatmen beim Hineinstoßen des Penis in die Vagina),
- die absolut flache Körperlage, ohne irgendwelche Kissen oder durchhängende Unterlagen,
- die eingeschränkte Bewegungsfreiheit der Frau (zu Ihrer eigenen Kontrolle) und Ihre auf Ihr Becken beschränkten Bewegungen,
- daß Sie *langsam* Stoßen bzw. *kreisende* Beckenbewegungen machen,
- die gewollte Ejakulation zum Abschluß und ganz wichtig
- die Befriedigung Ihrer Partnerin.

Tag Nr	***Lernprogramm (mit fester Partnerin)***	***Verweis auf Übungsnummer***
1	Kapitel zur Partnerschaft nochmals lesen, bei Bedarf Kapitel zur Partnerkommunikation lesen.	S. 42ff evtl. S. 115ff
2	Masturbation mit Variationen.	Übung 12
3	Manuelle Stimulation durch die Partnerin I.	Übung 15
4	Hüftschwung.	Übung 9
5	Manuelle Stimulation durch die Partnerin I.	Übung 15

Tag Nr	*Lernprogramm (mit fester Partnerin)*	*Verweis auf Übungsnummer*
6	keine zusätzlichen Übungen.	
7	Masturbation mit Variationen.	Übung 12
8	Manuelle Stimulation durch die Partnerin I.	Übung 15
9	Manuelle Stimulation durch die Partnerin II.	Übung 16
10	Hüftschwung.	Übung 9
11	Manuelle Stimulation durch die Partnerin II.	Übung 16
12	Heranführen des Penis an die Vagina.	Übung 17
13	Hinweise zu Atem- und Bewegungstechnik lesen.	S. 101f
14	Manuelle Stimulation durch die Partnerin II.	Übung 16
15	Heranführen des Penis an die Vagina.	Übung 17
16	Einführen des Penis in die Vagina.	Übung 18
17	Hinweise zu den Übungsstellungen lesen, Manuelle Stimulation durch die Partnerin II.	S. 102ff, Übung 16
18	Heranführen des Penis an die Vagina.	Übung 17
19	Einführen des Penis in die Vagina.	Übung 18
20	Nochmals gesamte dritte Stufe lesen.	S. 86 - 113
21	Manuelle Stimulation durch die Partnerin II.	Übung 16
22	Geschlechtsverkehr in weniger erregenden Stellungen.	Übung 19
23	Masturbation mit Variationen.	Übung 12
24	Geschlechtsverkehr in weniger erregenden Stellungen.	Übung 19
25	Heranführen/Einführen des Penis in die Vagina.	Übung 17/18
26	Geschlechtsverkehr in weniger erregenden Stellungen.	Übung 19
27	Abschließende Bemerkungen unbedingt lesen.	S. 132f
28	Bei Bedarf und/oder Interesse schmökern Sie ein bißchen in den Zusatzübungen - Sie erhalten interessante Anregungen, trotzdessen, daß Ihr Problem inzwischen gelöst ist.	ab S. 114
29	Geschlechtsverkehr in beliebiger Stellung.	S. 106

	ok	*nicht ok*
Kegelübung in beiden Varianten täglich durchgeführt:	O	O
Regelmäßig Entspannungstraining durchgeführt:	O	O
Kapitel zur Partnerschaft/ Kommunikation nochmals gelesen:	O	O
Masturbation mit Variationen durchgeführt:	O	O
Manuelle Stimulation durch die Partnerin I mindestens dreimal durchgeführt:	O	O
Manuelle Stimulation durch die Partnerin II mindestens dreimal durchgeführt:	O	O
Heranführen/Einführen des Penis über zwei Wochen hinweg geübt:	O	O
Hinweise zu Atem- und Bewegungstechnik gelesen und verstanden:	O	O
Hinweise zu den Übungsstellungen gelesen und verstanden:	O	O
Geschlechtsverkehr in weniger erregender Stellung mindestens dreimal durchgeführt:	O	O
Abschließende Bemerkungen (S. 132f) gelesen und verstanden:	O	O

Sollten Erfolge auf dieser Stufe über mehrere Wochen hinweg ausbleiben, so sind zusätzlich die ab der folgenden Seite beschriebenen Zusatzübungen zu absolvieren. In Einzelfällen kann auch eine Psychotherapie notwendig sein.

Die meisten Männer sind nun jedoch in der Lage, den Koitus zumindest einige Minuten und damit wesentlich länger als bisher auszuführen. Bei Beherzigung der Ratschläge zu den Themen Stellung, Atem- und Bewegungstechnik wird die Fähigkeit zum längeren Geschlechtsverkehr in beliebiger Stellung nun rasch zunehmen. Je nach Übungshäufigkeit sind Sie in ca. zwei Wochen soweit, daß der vorzeitige Samenerguß endgültig überwunden ist.

Herzlichen Glückwunsch!

Zusatzübungen

Ejaculatio praecox ist die funktionale Sexualstörungen mit den *besten Heilungschancen überhaupt.* Für ein ausnahmsweise weniger erfolgreiches 3-Stufen-Programm gibt es erfahrungsgemäß hauptsächlich die folgenden Gründe:

- Die Übungen wurden *nicht konsequent genug* durchgeführt. Immerhin handelt es sich im hier dargestellten Vorgehen um eine Veränderung von langfristig erworbenen Verhaltensmustern. Eine halbe Stunde ist der tägliche Mindestaufwand, der über einige Wochen hinweg konsequent geleistet werden muß, um diese Veränderung zu bewirken.

- Seltene *organische Störungen oder Krankheiten* (S. 55) liegen vor und wurden bisher trotz klarem Hinweis nicht mit dem Hausarzt/Urologen besprochen.

- Die *Kommunikation* zwischen den Partnern ist erheblich gestört. Dies äußert sich z.B. in häufigem Streit und in Mißverständnissen, was dazu führt, daß die Partnerübungen nicht sachgemäß durchgeführt werden können bzw. der Mann sich verschließt und im geheimen übt.

- Die Einstellung des Mannes gegenüber sich selbst bzw. die Paarbeziehung ist so massiv gestört, daß die sexuelle Schwierigkeit nur ein kleines Randsymptom ist, welches erst nach Beseitigung der *grundlegenden psychologischen Probleme* angegangen werden kann. Kennzeichen hierfür ist z.B ein hohes Maß an Ängsten oder auch Fälle, in denen die Partnerin die Zusammenarbeit bewußt oder unbewußt verweigert.

- Männer mit *besonders schwach ausgeprägtem Selbstbewußtsein* sind manchmal nicht in der Lage, sich freizügig auf eine neue Sexualpartnerin einzulassen bzw. die Hilfestellung der Partnerin anzunehmen. Sie sind innerlich verunsichert und machen sich Sorgen über das Empfinden und Wohlergehen der Partnerin, anstatt sich auf die eigenen Empfindungen zu konzentrieren. Hemmung und Minderwertigkeitsgefühle dominieren die Persönlichkeit und müssen zuerst beseitigt werden, bevor das 3-Stufen-Programm wirken kann.

Die folgenden Zusatzübungen *(vgl. Schnack und Neutzling, Arentewicz und Schmidt, Möller, H. Kaplan, Zilbergeld, Kassorla)* richten sich an diejenigen

Männer, die ausnahmsweise mit den Stufen eins bis drei keine vollständige ejakulatorische Kontrolle erlernt haben, ohne daß *massive* Partnerschaftskonflikte, *tiefgreifende* Minderwertigkeitskomplexe oder gesundheitliche Störungen vorliegen.

Ziele:

(1) Lernen Sie für Ihre Partnerschaft das Hilfsmittel der *kontrollierten Kommunikation* kennen, welches - richtig angewandt - die meisten kleineren Kommunikationsprobleme beseitigt.

(2) Denken Sie intensiv über einige Aspekte Ihres *psychologischen Hintergrundes* nach und finden Sie hier sowohl die Ursache als auch die Lösung für Ihre sexuellen Schwierigkeiten.

(3) Lernen Sie, Ihre beim Sex wichtigen *Rahmenbedingungen* zu definieren und diese dann auch durchzusetzen (=sich selbst zu behaupten).

(4) Erkennen Sie, wann eine *intensive psychotherapeutische Behandlung* notwendig ist bzw. wann Sie nochmals mit Ihrem *Hausarzt oder Urologen* über das Thema sprechen sollten.

Es ist nicht sinnvoll, für die Zusatzübungen einen Zeitplan bzw. eine Checkliste anzugeben. Die individuellen Unterschiede sind hier einfach zu groß. Entscheiden Sie selbst, welche Übungen für Sie in Frage kommen und wie intensiv Sie das einzelne Themengebiet bearbeiten wollen.

Partnerschaft und Kommunikation: Erläuterung und Übung

Themen zu den grundlegenden Aspekten einer Partnerschaft wurden bereits in den Bausteinen (S. 42ff) erklärt. Dort wurde auch schon eine Übung durchgeführt, in der Sie über Ihre Beziehung zum anderen Geschlecht nachdenken sollten.

Hier geht es um ein etwas komplizierteres Thema: Die *Sprache* und der *allgemeine Umgang* in der Partnerschaft.
Denn insbesondere in Zeiten sexueller Schwierigkeiten ist es wichtig, mit seiner Partnerin in geeigneter Weise zu kommunizieren. Wer der Frau einseitig die Schuld an Problemen gibt oder sich gar beleidigt zurückzieht, anstatt offen darüber

zu sprechen, der verunsichert die Dame und provoziert damit geradezu Reaktionen, die einer sachlichen Lösung nicht förderlich sind.

Zusätzliche Probleme resultieren oft aus aufgestautem Ärger, der irgendwann außer Kontrolle gerät und dann - einmal freigesetzt - schwere Schäden hinterlassen kann. Ziehen Sie sich daher nicht zurück, sondern *sagen* Sie Ihrer Partnerin, was in Ihnen vorgeht. Sprechen Sie es offen aus, damit keine Mißverständnisse aufkommen, die Ihre Situation verschlimmern würden, anstatt sie zu vereinfachen. Auch wenn Sie es für egoistisch halten: Sagen Sie *offen*, was Sie sich wünschen. Sie haben das Recht und genaugenommen sogar die Pflicht, um *exakt das* zu bitten, was Sie haben möchten.
Voraussetzung ist dabei natürlich, daß Sie sich ebenso ernsthaft mit den Wünschen Ihrer Partnerin auseinandersetzen, wenn diese direkt ausgesprochen werden.

Gesagt ist noch nicht gehört; gehört noch nicht verstanden.
Verstanden ist noch nicht einverstanden; einverstanden noch nicht angewendet.
Und angewendet ist noch nicht beibehalten!

Arbeiten Sie in Ihrer gesamten Partnerschaft immer darauf hin, daß Gesagtes auch gehört, verstanden, angewendet und beibehalten wird. Dies ist der Hauptnutzen "kontrollierter Kommunikation", wie sie in der folgenden Übung erklärt wird.

Die klare Kommunikation bietet außerdem eine Reihe von positiven Begleiterscheinungen: Man weiß nicht nur genau, was die/der andere von einem selbst will, sondern durch das Mitteilen der eigenen Empfindungen, Freuden, Vorlieben und Ängste wird man mit seinem Partner immer vertrauter. Ein tatsächlicher, ehrlicher Austausch zwischen zwei Menschen ist nur auf dieser Basis möglich. Dies gilt unabhängig davon, ob es sich um eine langjährige Beziehung handelt, oder ob die Partnerschaft erst im Entstehen begriffen ist.

Viele Paare finden derart Gefallen an der Übung, daß Sie diese Form der Kommunikation - spielerisch aufgelockert - für alle wichtigen Gespräche im sexuellen und nicht-sexuellen Bereich nutzen. Mit großem Erfolg übrigens!

Allerdings hat der Erfolg auch Grenzen: Kommunikation zwischen zwei Menschen ist immer nur so gut, wie der beiderseitig gute Wille, auf den anderen einzugehen. Themen, die bereits mehrfach erfolglos diskutiert worden sind,

scheitern meist aus anderen Gründen, die auch mit kontrollierter Kommunikation nicht in den Griff zu bekommen sind. Das Nachtragen tiefer Verletzungen aus früheren Zeiten ist hier genauso anzusprechen wie z.B. Machtspiele, die nicht mehr auf sachlicher Ebene lösbar sind. Egal, ob es sich um (anscheinende?) Kleinigkeiten wie das Säubern des Waschbeckens nach dem Zähneputzen handelt, oder ob grundsätzliche Unstimmigkeiten z.B. bei der Erziehung der Kinder bestehen: Arbeiten Sie zuerst an den zugrundeliegenden Problemen, bevor Sie darüberliegende angehen. Nur dann ist das Instrument der kontrollierten Kommunikation sinnvoll und zielführend einsetzbar.
Auch können Sie nicht erwarten, daß der/die andere all die kontrolliert kommunizierten Wünsche begeistert erfüllen wird. Auch sie/er hat das Recht, Bedingungen zu stellen und einzufordern. Ängste abbauen und Mißverständnisse ausräumen bedeutet also nicht, *bedingungslos* auf den anderen einzugehen und sich selbst aufzugeben. Vielmehr ist es ein Prozeß des gegenseitigen Verstehens, Annäherns und Kompromisse Findens.

Nonverbale Kommunikation in Form von Gesten, Blicken, Berührungen und Muskel(ent)spannungen ist eine wichtige Form des Gespräches, hat jedoch ihre Grenzen im Interpretationsspielraum, der zweifelsohne existiert. Machen Sie sich diese Tatsache bewußt; nutzen Sie die nonverbale Kommunikation nur dort, wo sie funktioniert.

Psychologischer Hintergrund: Erläuterungen und Übung

Die Informationstexte und Verhaltensanweisungen zu diesem Thema haben das Ziel, Sie zum Nachdenken über sich selbst und Ihr soziales Umfeld anzuleiten. Von besonderer Wichtigkeit sind dabei die Themen Angst und E.p., Schnelligkeit und Zeit, die schützende Wirkung von sexuellen Störungen (Schutzwall) sowie das Zusammenspiel von Leistung und Hingabe.

Angst als Auslöser von Ejaculatio praecox

Angst ist einer der Hauptfaktoren bei der Entstehung und Aufrechterhaltung von Ejaculatio praecox.
Denn in kaum einer anderen Situation sind wir nackter, entblößter und damit verletzbarer als beim Koitus: Es ist nicht nur die Kleidung, die dabei fallengelassen wird, sondern viele weitere Schutzhüllen der Persönlichkeit. Die daraus

Übung 21
Kontrollierte Kommunikation in der Partnerschaft

Benötigte Hilfsmittel: Gemütliche Sitzecke, zwei Tassen Tee oder Kaffee
Zeit: Nicht länger als 30 Minuten
Bemerkungen: keine

Wenn Sie das nächste Mal gemeinsam ein wichtiges Thema besprechen wollen, wählen Sie den hier vorgeschlagenen Rahmen der kontrollierten Kommunikation. Durch Zusammenfassen und Rückbestätigen wird dabei sichergestellt, daß die Kernaussage eines Gespräches *richtig* beim anderen ankommt und keine Interpretationsspielräume bestehen. Bestimmte, weniger aggressive, Formulierungen erleichtern dabei das gegenseitige Verstehen.

Beginnen Sie in der ersten Gesprächsrunde mit nicht-sexuellen Themen, z.B. mit Ihrem alten Streit, wie oft die Schwiegereltern zu besuchen sind. Bevor Sie später auch zu sexuellen Gesprächsthemen kommen, einigen Sie sich auf ein gemeinsames Vokabular: Was bedeutet *regelmäßiger* Besuch? Was ist mit *länger bei den Schwiegereltern bleiben* gemeint? usw.

Als Spielregel sollten Sie beachten:

- Legen Sie im Vorfeld Zeitpunkt und Dauer des Gespräches fest. Es redet immer nur einer von Ihnen, Zwischenfragen sind immer dann erlaubt, wenn die/der andere etwas nicht verstanden hat. Bemühen Sie sich, Ihre Aussagen klar und deutlich zu formulieren.

- Wenn Sie fertig sind, bitten Sie Ihr Gegenüber, die Kernaussage kurz und knapp zusammenzufassen (z.B. *"Ich habe verstanden, daß Du immer sehr unsicher bist, weil ich keine Pille nehme, und daß Du deswegen oft Angst vor dem Sex hast"*). Sie können also genau kontrollieren, ob das, was Sie zum Ausdruck bringen wollten, so auch angekommen ist. Sie werden erstaunt sein, wie oft man sich mißversteht!

- Wiederholen Sie den gesamten Prozeß so lange, bis Sie richtig verstanden werden und die zusammengefaßte Kernaussage genau das trifft, was Sie aussagen wollten.

(Übung 21)

Nun hat der jeweils andere die Möglichkeit zu antworten. Gehen Sie dabei nach dem gleichen Schema vor: Lassen Sie sie/ihn ausreden, hören Sie genau zu, und fassen Sie die Kernaussagen kurz zusammen. Vergewissern Sie sich, daß Sie alles richtig verstanden haben, sonst wiederholen Sie den Ablauf.

Liebe und Beziehung lebt von Gesprächen, von Kommunikation und vom Zuhören. Persönliche Angriffe und Vorwürfe verhindern, daß der Standpunkt des anderen ohne Vorurteile gesehen wird. Eine Einigung ist dann kaum möglich. Bleiben Sie also sachlich und freundlich.

Zuhören fällt vielen Menschen schwerer als selbst aktiv formulieren. Statt auf die Worte des anderen zu achten, formuliert man schon seine Antwort - so entstehen Mißverständnisse! Zuhören und gezielt Antworten sind allerdings gleich wichtig.

Beachten Sie beim Formulieren bitte folgende einfache Regeln:

- Sagen Sie Ihrem Gegenüber nicht, wie sie/er *ist*, sondern wie sie/er auf Sie *wirkt. "Du bist immer so nervös"* führt zu einer Abwehrhaltung beim Angesprochenen, *"Du wirkst nervös auf mich"* wird eher als besorgte Frage angenommen. Entsprechend freundlicher ist die Reaktion.

- Versuchen Sie, selbst aktiv zu formulieren, anstatt einen Vorwurf oder eine Beschuldigung zu äußern. Beginnen Sie dabei Ihre Sätze mit dem Wort "ich" statt mit "du". Dies führt zu einem offeneren Zuhören beim anderen und verhindert, daß dieser sofort in Rechtfertigungs- und Abwehrhaltung geht. (z.B. *"Ich wäre gern öfter zärtlich mit Dir"* anstatt *"Du bist immer so abweisend".*) Sprechen Sie über Ihre eigenen Gefühle und schaffen Sie so eine fruchtbare Basis für die kontrollierte Kommunikation.

Nutzen Sie die kontrollierte Kommunikation dort, wo es sinnvoll ist: Als Instrument zur Klärung Ihrer eventuell verschiedenen Meinungen und Positionen. Sie werden sehr rasch feststellen, wie viele Kompromisse möglich sind und wie das Verständnis für den jeweils anderen wächst.

resultierenden Ängste haben eine sehr lange Tradition, sind irrational und archaisch - und meistens unbewußt *(vgl. Sigusch).*

Angst vor dem Geschlechtsverkehr bewirkt immer, daß dieser mittels Ejaculatio praecox kurz ausfällt (oder z.B. wegen Impotenz erst gar nicht stattfindet). So ist die unangenehme Angst *schnell* wieder vorbei. Die Auslöser der diversen Ängste sind verschiedenartig, z.B.:

- Angst vor wiederholtem Versagen (Leistungsangst): Nach vielen enttäuschenden Erlebnissen wagt der von Ejaculatio praecox Betroffene oft gar nicht mehr, sich dem sexuellen Erlebnis hinzugeben. Ruhe und Selbstsicherheit können beim ständigen Denken an vergangene Probleme nicht aufkommen, sondern eine vorzeitige oder frühe Ejakulation wird unweigerlich herbeisuggeriert: *Hoffentlich komme ich nicht wieder so früh, wie die ganzen letzten Monate, hoffentlich komme ich heute nicht wieder zu früh...* . Dieser Punkt ist in der heutigen Leistungs-Gesellschaft besonders wichtig und Sie sollten intensiv darüber nachdenken.

- Angst vor Krankheit: *Hat meine Partnerin eine Krankheit? Kann ich mich dabei anstecken? Hoffentlich komme ich da bald wieder raus!*

- Angst vor ungewollter Vaterschaft: *Nimmt sie die Pille in verläßlicher Weise? Ein Kind kann ich mir momentan überhaupt nicht erlauben!*

- Angst vor dem Entdeckt-werden: *Sind die Kinder und Nachbarn außer Sicht- und Hörweite? Wie sieht es wohl aus, was wir da gerade machen? Hoffentlich schaut uns keiner zu - das wäre mir peinlich!*

- Angst mit moralischem Hintergrund: *Ist es erlaubt, was ich da mache (z.B. der Lehrer, der mit seiner Schülerin schläft)? Ist es erlaubt vor dem Gesetz? vor Gott? vor meinen Freunden und Bekannten?*

- Angst vor Schmerzen beim Geschlechtsverkehr: *Meine Vorhaut ist doch sooo empfindlich... hoffentlich reißt das Bändchen nicht...*

- Angst aus Selbstzweifel und Unsicherheit: *Mag meine Partnerin mich wirklich? Ist mein Penis groß genug? Bin ich attraktiv und gut im Bett? Hoffentlich merkt sie nicht, wie unsicher ich bin, daß ich über diese Dinge grüble und deswegen gar nicht mehr gut drauf bin...*

- Angst vor Bindung, Abhängigkeit und Trennung: *Bloß nicht zu weit auf die Frau einlassen - wo keine Bindung, da auch kein Trennungsschmerz...*

- Angst vor Kontrollverlust: *Ich darf mich nicht zu sehr erregen lassen - sonst verliere ich die Kontrolle über mich, die Partnerin und die Beziehung. Ich wäre nicht mehr ich selbst, sondern nur noch eine undefinierte Persönlichkeit.*

Solange auch Sie unter einer wie auch immer gearteten sexuellen Angst leiden, können Sie den Geschlechtsverkehr nicht genießen, sich nicht auf Ihre Gefühle konzentrieren und Ihre Ejakulation somit kaum steuern. Finden Sie deswegen unbedingt heraus, wo und wie Sie von Ihren Ängsten momentan behindert werden. *Wovor haben Sie Angst? Ist es Leistungsangst oder Unsicherheit? Was ist schuld an dieser Angst? Wer hat Ihnen beigebracht, diese Angst zu haben?* Beschreiben Sie die bei Ihnen bestehenden Ängste und deren Quellen. Dann können Sie gezielt daran arbeiten, die Auslöser der Angst konsequent zu beseitigen.

Es folgen einige Beispiele, wie Sie selbst mit dem Angstabbau beginnen können. Machen Sie sich aber bitte auch selbst ausführlich Gedanken zu dem für Sie richtigen, individuellen Vorgehen:

- In Sachen Krankheit und Verhütung löst zum Beispiel ein *offenes Gespräch* die Angst: Erklären Sie z.B. Ihrer Partnerin sachlich und ohne persönliche Vorwürfe, wie sehr es Sie verunsichert, daß sie die Pille unzuverlässig nimmt. Erklären Sie ihr möglichst auch den Zusammenhang zwischen diesem Problem und Ihrer vorzeitigen oder schnellen Ejakulation. Kommen Sie dann zu einer für Sie beide tragbaren Lösung.

- In vielen anderen Fällen können *Sie selbst* aktiv werden: Sorgen Sie für Verhütung; nehmen Sie z.B. ein Kondom. Oder sorgen Sie dafür, daß Sie nicht gestört werden. Auf sich selbst können Sie sich doch verlassen, oder?

- Machen Sie sich bewußt, welche moralischen Wertvorstellungen eventuell hinter Ihren Ängsten liegen. Überlegen Sie, inwieweit Sie sich (noch) mit diesen Werten identifizieren. Dann können Sie sich entweder davon lösen, oder aber bewußt damit leben: *Ich habe erkannt, daß befriedigender Sex für mich nur innerhalb meiner Ehe möglich ist. Deswegen gehe ich nicht mehr fremd. 'Fremdgehen' verstößt gegen meine Wertvorstellungen und provoziert daher mein sexuelles Problem.*

◆ Ein immer anwendbares Mittel zum Angstabbau ist die Entspannungstechnik, verbunden mit bildhafter Vorstellung. Geben Sie sich *entspannt* der lustvollen sexuellen Begegnung hin, statt *verkrampft* an Leistung, Dominanz und Kontrolle zu denken.

Schnelligkeit und Zeit in Sexualität und Alltag

Viele Männer, die von Ejaculatio praecox betroffen sind, meinen, zu wenig Zeit zu haben. Bis zu 200 Mal am Tag schauen sie (oft unbewußt) auf ihre Armbanduhr und stellen immer wieder fest, wie sehr die Zeit rast. Sie können sich für nichts in der Welt Zeit lassen und sind mehr oder weniger unfähig, zu genießen. Wieso also ausgerechnet den Geschlechtsakt?

Dieser Zustand ist nicht zeitlich begrenzt, sondern die betroffenen Männer verbringen ihr gesamtes Leben so! Es scheint, als ob ihnen jemand alle Zeit gestohlen hätte. Die oft gemachte Aussage, daß man(n) mehr Zeit nicht für sich *selbst*, sondern eher für die Befriedigung *der Frau* benötige, betont die Verbohrtheit, mit der manche Geschlechtskollegen an das Thema "Zeit in meinem Leben" herangehen.

Sie gehören hoffentlich nicht zu der Gruppe von Männern, die in der Theatervorstellung bereits an die Sektpause denken, beim letzten Vorhang ans Heimgehen, beim Heimgehen an Sex, beim Eindringen in die Vagina der Partnerin an die Ejakulation und bei der Ejakulation ans nächste Mal? Konnten Sie dem Theaterstück folgen oder war für Sie nur wichtig, daß Sie und das Stück *der Partnerin* gefallen? Denken Sie an das, was auf Sie wartet, anstatt den Augenblick zu genießen *(vgl. Schnack und Neutzling)?*

Bitte überdenken Sie folgende Themen und lassen Sie sich Zeit dabei:

◆ Wo versuchen Sie regelmäßig abzukürzen/schneller als andere zu sein? (*Gehen Sie kurz vor dem Fußgängerüberweg über die Straße um 3 Meter abzukürzen? Putzen Sie Zähne unter der Dusche um Zeit zu sparen? usw.*)

◆ Wie pünktlich sind Sie im Vergleich zu Ihren Mitmenschen? Wieviel Zeit können Sie verlieren (Stunden/Minuten), ohne ärgerlich darüber zu werden?

◆ Haben Sie ein ausgeprägtes Zeitmanagement? Warum? Wie oft am Tag sehen Sie schätzungsweise auf Ihre Armbanduhr?

◆ Charakterisieren Sie Ihr Verhalten auf der Autobahn: Sind Sie eher der drängelnde Linksfahrer, der "Line Hopper" oder der gelassene Rechtsfahrer?

◆ Wann und für was haben Sie sich im letzten Monat richtig Zeit gelassen?

◆ Gibt es Ihrer Meinung nach einen Zusammenhang zwischen allgemeiner Zufriedenheit, Sexualität und Zeit?

Ziehen Sie ein Resümee: Wie ist Ihr Verhältnis zu Schnelligkeit und Zeit in Ihrem Leben? Sind Sie jemand, der den Sekunden hinterherjagt, oder können Sie sich bewußt Zeit nehmen und diese mit gutem Gewissen genießen? Sollten Sie hier, insbesondere im Hinblick auf Ihr Sexualleben, etwas ändern?

Ejaculatio praecox als Schutzwall

Es ist auf Anhieb nicht leicht zu verstehen, aber sexuelle Probleme können eine *positive Funktion (vgl. Zilbergeld)* für Sie ausüben. Ejaculatio praecox wirkt dabei als ein *Schutzwall* für die betroffene Person.

Es lassen sich mehrere positive Schutz-Funktionen unterscheiden, für die hier einige Beispiele angeführt werden sollen:

◆ Ejaculatio praecox erlaubt es, eigentlich fällige, schwerwiegende Entscheidungen hinauszuschieben. Der Betroffene hat so eine anscheinend berechtigte Ausrede, sich um die Entscheidung zu drücken. *Zusammenziehen? Heirat? Kinder? Gerne, wenn nur das sexuelle Problem nicht wäre!*
Dies ist die in der Praxis am häufigsten anzutreffende Form des Schutzwalls.

◆ Ejaculatio praecox bietet eine versteckte Möglichkeit, Ablehnung und Verachtung gegenüber dem weiblichen Geschlecht zum Ausdruck zu bringen, ohne seine Frauenfeindlichkeit direkt zu offenbaren: *Frauen? Ich verachte Euch! Hauptsache, ich komme zum Höhepunkt!* Man versteckt sich hinter einem sexuellen Problem und schützt sich so vor Gegenmaßnahmen der leidenden Frau (s. auch Übung Nr. 2: "Meine Beziehung zum anderen Geschlecht").

◆ Häufig ist Ejaculatio praecox auch ein Weg, die Partnerin(nen) für etwas zu bestrafen, was auf anderem Weg nicht möglich scheint, und was man auch nicht offen anspricht, z.B.: *Nur wegen meines Geldes hast Du mich ausgesucht - als Strafe dafür kriegst Du Deinen Spaß beim Sex nicht! Ich lasse mich doch nicht ausnutzen - tralali, tralala.*

Ganz selten wird dem Betroffenen die Schutzwallfunktion bewußt: Man bemüht sich nach bestem Wissen und Gewissen, sein Problem zu beseitigen, aber auf unterbewußter Ebene wird jeder Lösungsansatz sofort blockiert. In diesem Fall bietet erst das Bewußtmachen des Schutzwalls einen erfolgversprechenden Ansatzpunkt in der Behandlung von Ejaculatio praecox.

Um sicherzugehen, daß Sie *nicht* zu der Personengruppe mit Schutzwall gehören, machen Sie bitte die Übung auf der nächsten Seite.
Auch wenn Ihnen die Übung momentan nicht sinnvoll erscheint, und auf den ersten Blick alles so aussieht, als ob bei Ihnen keine Schutzwallfunktion vorliegt, sollten Sie die Übung durchführen. Sie haben dann die Chance, endlich die eigentliche Ursache für Ihre frühe oder vorzeitige Ejakulation zu finden.

Leistung und Hingabe

In der Werteskala von heute stehen Attribute wie Leistung und Dominanz auf den obersten Plätzen. Das ständige Sich-Positionieren und Ankämpfen gegen vermeintliche Konkurrenten verhindert gerade im sexuellen Bereich jedes Aufkommen von Intimität, Gefühl und lustvollem Beisammensein.

Die Angst, die Kontrolle zu verlieren, drängt den Mann in eine aktive Rolle, in der nichts dem Zufall überlassen bleibt, und jede Form der Unsicherheit durch Aktivismus verdrängt wird. Etwas passiv hinnehmen oder einfach geschehen lassen würde bedeuten, Zeit zum Genießen zu haben, aber auch Zeit, sich ängstliche Fragen zu stellen: *Findet sie meinen Körper attraktiv oder ist es nur mein wacker arbeitendes Glied? Habe ich ihre Zuneigung überhaupt verdient? etc.* Deswegen ist Hingabe für viele Männer gar nicht so einfach.

Der Druck, der Partnerin unbedingt multiple Orgasmen verschaffen zu müssen, und die scheinbar alleinige Verantwortung für Inszenierung und Durchführung des Geschlechtsaktes, hindern den Mann ebenfalls daran, sich - als selbsternannter Leistungsträger der Beziehung - dem sexuellen Beisammensein entspannt und offen hinzugeben.

Übung 22
Ejaculatio praecox als Schutzwall

Benötigte Hilfsmittel: Papier und Stift
Zeit: heute 30 Minuten, nächste Woche nochmals 30 Min.

Erstellen Sie eine Liste zum Thema "Was alles in meinem Leben wäre schwieriger und komplexer, wenn ich meine Ejakulation vollständig beherrschen könnte?" Beschreiben Sie sowohl die positiven Auswirkungen als auch die negativen und schädlichen Aspekte. Fragen Sie sich bei jeder positiven Konsequenz unbedingt, inwiefern sie auch negative Begleiterscheinungen haben kann. Nicht umsonst ist der Schutzwall eine *unbewußt* ausgeübte Funktion! Er wird sich auch heute nicht ohne Anstrengung Ihrerseits offenbaren.

Lassen Sie Ihre Ergebnisse einige Tage lang ruhen. Ergänzen Sie dann die Punkte, die Ihnen noch nachträglich eingefallen sind.
Sind Sie wirklich sicher, daß nur positive Konsequenzen auf Sie warten, wenn Sie frei von Ejaculatio praecox sind? Gibt es keine Aspekte, die Ihr Leben schwieriger machen? Dann ist die Übung hier für Sie beendet. Machen Sie sich keine Probleme an Stellen, an denen keine sind. Ansonsten fahren Sie mit dem folgenden, auf *J. Enright* zurückgehenden, zweiten Teil fort:

Für alle negativen Punkte erstellen Sie eine Konsequenzen-Matrix:

Liste Negativ-Faktoren, wenn E.p. behoben *wäre*	**Eintritts-Wahrscheinlichkeit**	**Ihre Konsequenz, wenn Ejaculatio praecox behoben werden *soll***
z.B: wir werden heiraten (müssen) ...	hoch ...	Ich müßte ihr offen und ehrlich sagen, daß ich jetzt nicht heiraten will. (= Trennung!)

Bewerten Sie die einzelnen Konsequenzen: Wären Sie bereit, die Folgen in Kauf zu nehmen, wenn Sie damit Ihre Ejaculatio praecox beseitigen könnten? (Z.B. würden Sic Ihrer Partnerin offen sagen, daß Sie momentan nicht heiraten wollen, wenn sie dadurch vielleicht von Ihren sexuellen Schwierigkeiten loskommen?) Formulieren Sie eine konkrete Aussage und notieren Sie diese ebenfalls (z.B. *"Ich will momentan nicht heiraten und dazu stehe ich!"*).

Nun liegt es an Ihnen, eine Entscheidung herbeizuführen. Sie kennen jetzt einen (oder gar *den*) Auslöser Ihres Problems und den Preis, den Sie zahlen müßten, um die Schwierigkeit zu beseitigen.

Wenn in diesem Fall noch ein geringes Selbstwertgefühl hinzukommt, wird die Sache weiter kompliziert: Minderwertigkeitsgedanken hängen meist eng zusammen mit Schuldkomplexen, die es dem Betroffenen erschweren, Komplimente, Geschenke und darauf aufbauend auch Liebe in Empfang zu nehmen. Die Begriffe "Annehmen" und "Hingabe" verursachen dann sofort ein schlechtes Gewissen, was insbesondere im sexuellen Bereich Lust, Spontaneität und Befriedigung verhindert.

Können Sie sich hingeben? Können Sie Lust und Liebe geschehen lassen und annehmen? Oder ist Ihr Geschlechtsleben vom machistischen Leistungsgedanken dominiert? Machen Sie sich die folgenden Aspekte befriedigender Sexualität bewußt:

- Hingabe ist nur dann möglich, wenn Sie die Kontrollmechanismen Ihres Bewußtseins abschalten und sich voll und ganz auf Ihre Empfindungen konzentrieren. Dies hat nichts mit Schwachheit zu tun, sondern ist ein Zeichen sexueller Reife.

- Die gesunde Beziehung ist ein Prozeß von gleichberechtigtem Geben und Nehmen. Begriffe wie "Leistung" und "Gegenleistung" sind unangebracht - es geht um das gemeinsame emotionale Erlebnis.

- Sinnlicher Genuß kann nur in dem Moment empfunden werden, in dem er besteht. Wenn Sie beim Höhepunkt abgelenkt sind, können Sie das Orgasmuserlebnis unter keinen Umständen später sozusagen "nach-genießen". Konzentrieren Sie sich also auf Ihr gemeinsames Erlebnis Sex, damit Sie keinen Moment verpassen. Seien Sie mit Haut und Haaren dabei, und denken Sie erst danach wieder an die Handwerker, die vielleicht morgen Ihre Wohnung neu tapezieren sollen.

Rahmenbedingungen und Selbstbehauptung: Erläuterungen und Übungen

Sobald irgendwelche Probleme im Leben auftauchen, denkt man zuerst daran, daß etwas mit der eigenen Person nicht in Ordnung ist.

Ein Beispiel: Sie sind viel zu oft stark erkältet und schließen daraus, daß Ihr Immunsystem nicht richtig funktioniert. Viel wahrscheinlicher ist es jedoch, daß etwas an den *äußeren Rahmenbedingungen* nicht stimmt: Sitzen Sie den ganzen Tag in der Zugluft oder ernähren Sie sich vitaminarm? Vielleicht haben Sie auch einfach nur keinen körperlichen Ausgleich zu Ihrer Schreibtischarbeit? Kein Wunder, daß Ihr Immunsystem "nicht funktioniert", obwohl es eigentlich ganz in Ordnung ist! Sobald die Rahmenbedingungen "keine Zugluft" und "genug Vitamine im Essen" erfüllt sind, arbeitet Ihr Immunsystem nämlich vollkommen normal! Übertragen auf den sexuellen Bereich bedeutet dies *(vgl. Zilbergeld):*

> ☞ Gewisse Rahmenbedingungen müssen erfüllt sein, um ein befriedigendes Geschlechtsleben führen zu können. Dies betrifft alle Ihre Erwartungen bezüglich der äußeren Umstände, die jedes sexuelle Erlebnis begleiten: z.B. der Zeitpunkt, zu dem Sie Sex haben, Ihr emotionaler Zustand beim Koitus und alle sonstigen Aspekte (Rahmenbedingungen), die aus *Ihrer* Sicht für einen befriedigenden Geschlechtsakt notwendig sind.

Lernen Sie daher, Ihre Bedingungen für eine befriedigende Gesamtbeziehung herauszufinden und diese in einem zweiten Schritt auch einzufordern. Die Fähigkeit zum Einfordern wird hier als *Selbstbehauptung* bezeichnet. In diversen Übungen werden Sie lernen, sich von nun an besser selbst zu behaupten.

Der immer-potente Supermann ist jederzeit und überall fähig zu exzellentem Sex. Bedingungs*los*. Sind auch *Sie* ein solcher Supermann?
Falls nicht, müssen Sie lernen, Sex immer dann abzulehnen, wenn die Umstände eine Erfüllung Ihrer Bedingungen nicht erwarten lassen. Wenn Sie zum Beispiel müde sind, noch geistig mit der Arbeit beschäftigt sind, zu viel Alkohol zu sich genommen haben oder einfach nur nicht in der richtigen Stimmung sind.

Bringen Sie Ihre Bedingungen klar und deutlich zum Ausdruck. Anstatt einen Streit vom Zaun zu brechen oder Müdigkeit und Kopfschmerz vorzutäuschen, ist das ehrliche Ansprechen der Bedingungen die weitaus bessere Möglichkeit, sich mit dem Partner auseinanderzusetzen. Man vermeidet Mißverständnisse, unnötigen Streit und ein beiderseits schlechtes Gewissen; die eigene Position wird klarer und verständlicher für den anderen.

Hüten Sie sich allerdings vor dem Schluß, eine deutlich geäußerte Bedingung müsse auch immer auf bedingungs*lose* Akzeptanz beim Partner stoßen. Es kann hier durchaus zu Konflikten kommen, die nun allerdings sachlich ausgetragen werden, anstatt sich in sexuellen Problemen Ausdruck zu verschaffen.

Übung 23
Eigene Rahmenbedingungen in der Sexualität

Benötigte Hilfsmittel: Papier und Stift
Zeit: 30 Minuten

Erstellen Sie eine Liste der Faktoren, die Ihrer Meinung nach für ein befriedigendes Sexualleben erforderlich sind. Gehen Sie ausführlich auf Ort, Zeit, Stimulation, Partnerin, Ihren Gesundheitszustand usw. ein. Versuchen Sie, sich an positive Erfahrungen der Vergangenheit zu erinnern. Dokumentieren Sie bis ins Detail die Umstände, die das *Positive* an der Erfahrung ausmachten. Die Bedingung "*Ich muß mich wohlfühlen*" wäre zum Beispiel viel zu allgemein. Was bedeutet "wohlfühlen"? Ist es auf den Ort, die Zeit oder Ihre Partnerin bezogen? Was konkret macht das "Wohlfühlen" aus?
Vergleichen Sie das Positive mit einer negativen Erfahrung der Vergangenheit und arbeiten Sie am Unterschied der beiden Eindrücke Ihre Rahmenbedingungen heraus. Formulieren Sie positiv!

Beispiel: Alle positiven Erfahrungen fanden in Ihrem Urlaub statt oder an einem langen Wochenende - die negativen Erlebnisse entstanden bei Sex in Eile. In diesem Fall ist der Faktor "genügend Zeit" eine Bedingung für Sie. ("Keine Eile" wäre negativ formuliert!)

Finden Sie mindestens zehn Bedingungen, die für Ihr befriedigendes Sexualleben wichtig oder gar entscheidend sind. Stehen Ihnen nicht genügend gute oder schlechte Erfahrungen zur Verfügung, benutzen Sie Ihre Phantasie. Woran liegt es, daß Sie sich an keine guten und schlechten Erlebnisse mehr erinnern? Haben Sie wenig sexuelle Erfahrung, oder ist es eher so, daß Sie *viel zu wenig* auf Ihre eigenen Empfindungen und Bedingungen achten? Denken Sie auch über diesen Punkt nach!

Wenn möglich, erweitern Sie die Liste auf die Rahmenbedingungen Ihrer *gesamten* Beziehung. Erst dann wird Ihnen bewußt, wie viele scheinbar nichtsexuelle Themen tatsächlich mit dem sexuellen Bereich zusammenspielen und Wechselwirkungen mit diesem erzeugen (z.B. allgemeine Hygiene, Umgangsformen im Bekanntenkreis, Fähigkeit beider Partner zur Diskussion).

Übung 24
Selbstbehauptung im täglichen Leben

Benötigte Hilfsmittel: keine
Zeit: eine Minute täglich

Diese Übung dient der Steigerung Ihrer Durchsetzungskraft im täglichen Leben. Die Übung beinhaltet zwei Varianten. Führen Sie beide täglich durch. Wenn Sie wollen, können Sie Buch über Ihr Vorgehen und Ihre Erfolge führen.

1. Bitten Sie um etwas. Leihen Sie sich etwas aus oder bitten Sie jemanden um eine Gefälligkeit. Es ist dabei nicht entscheidend, daß Ihre Bitte erfüllt wird, sondern daß Sie später auf sexuellem Gebiet Bitten und Wünsche äußern können, ohne daß es Ihnen peinlich ist, und ohne daß Sie verunsichert sind.

2. Lehnen Sie es ab, Bitten anderer Menschen zu erfüllen, auf die Sie normalerweise nur des lieben Frieden Willens eingehen. Sie sind alt genug, "NEIN" sagen zu dürfen, ohne dafür bestraft zu werden (*vgl. Kassorla*). Ziel ist auch hier wieder die Übertragung auf den sexuellen Bereich.
   Sie sollen lernen, Dinge abzulehnen, die Ihren Bedingungen (s. vorige Übung) widersprechen. So wie das Auto es ablehnt, ohne Motoröl zu fahren, um keine erheblichen Funktionsstörungen zu erleiden.

Fangen Sie in beiden Varianten mit kleinen Dingen an, und steigern Sie sich langsam. Bleiben Sie hartnäckig und sagen Sie immer deutlich, was Sie (nicht) wollen. Bedanken Sie sich, wenn Ihre Bitte erfüllt wurde.
Wenn Sie eine Bitte abschlagen, geben Sie nur dann einen Grund dafür an, wenn Sie dadurch nicht so aussehen, als ob Sie sich rechtfertigen würden. (*"Ich freue mich, daß Du so viel Vertrauen zu mir hast und mir von Deinen finanziellen Sorgen erzählst. Geld leihen kann ich Dir aber grundsätzlich nicht. Ich möchte unsere harmonische Freundschaft nicht mit Gelddingen belasten."*) Seien Sie höflich und setzen Sie gezielt Ihre Körpersprache ein. Sehen Sie dem Bittenden offen in die Augen. Wenn Sie wollen, können Sie einen Gegenvorschlag mit der Ablehnung verbinden. (*"Ich komme aber zur Unterstützung gerne mit auf Deine Bank, wenn die nächste Kreditverhandlung ist."*)

Behalten Sie immer den Blick für das Machbare: Es wäre zum Beispiel nicht gerade geschickt, die Aufforderung Ihres wütenden Arbeitgebers abzulehnen, Ihr falsch geparktes Auto von *seinem* Parkplatz zu entfernen...

Übung 25
Selbstbehauptung in der Sexualität

Benötigte Hilfsmittel: keine
Zeit: offen

Wenn es um die Durchsetzungskraft in sexuellen Angelegenheiten geht, ist alles plötzlich nicht mehr so einfach. Man möchte der Partnerin nach Möglichkeit alle Wünsche erfüllen, ohne selbst zu aufdringlich mit seinen Vorlieben zu sein. Daraus können jedoch sexuelle Probleme resultieren! Fragen Sie sich grundsätzlich, bevor es zu sexuellen Handlungen kommt, ob Sie wirklich erregt sind. Auch wenn Erregung nicht auf der Liste Ihrer Rahmenbedingungen *(vgl. Zilbergeld)* erscheint - sie ist Voraussetzung für befriedigenden Sex.

Prüfen Sie, ob Ihre sonstigen Rahmenbedingungen erfüllt sind. Ist dies überwiegend nicht der Fall, sollten Sie den Wunsch Ihrer Partnerin nach sexuellen Handlungen ablehnen. Beginnen Sie dabei immer mit einer positiven Formulierung, um nicht zu verletzen. Bieten Sie, wenn Sie wollen, Alternativen an. "*Du weißt, wie lieb ich Dich habe. In meinem Leben bist Du am wichtigsten. Aber ich kann jetzt nicht mit Dir schlafen, weil mein Kopf noch voll mit Bürokram ist, und ich mich dann sowieso nicht richtig auf Dich konzentrieren kann. Laß uns einfach ein bißchen zusammensitzen, reden und kuscheln...*"

Was hier auf den ersten Blick ziemlich brüsk aussieht, hat beim genaueren Hinsehen viele positive Seiten: Sind Sie nicht auch froh, wenn Ihnen Ihre Partnerin offen sagt, daß Sie (momentan) keinen Sex mag, anstatt Migräne vorzutäuschen, übertrieben zu gähnen oder gar einen Streit anzufangen? Es erspart Ihnen *beiden* Unsicherheit, Ärger und Mißverständnisse. Frauen - insbesondere der jüngeren Generation - haben inzwischen sehr wohl gelernt, ihre Wünsche und Bedingungen zu artikulieren. Nun ist es auch an den Männern, diesen Schritt zu tun, ohne sich schwach und feige vorzukommen. Im Gegenteil:

> Nur, wer den Koitus bei nicht erfüllten Bedingungen ablehnen kann, wird ihn andernfalls auch *wirklich* annehmen und genießen können.

Im Sinne von Gleichberechtigung und Emanzipation ist dieser Aspekt zusätzlich hervorzuheben: Wenn Sie sich lieben, dann weil Sie es *wollen* - und nicht, weil Sie es *müssen*! Dann gibt es auch keinen Grund mehr, schnell oder vorzeitig mit dem Geschlechtsakt fertig zu sein.

Übung 26
Bewußtes Genießen

Benötigte Hilfsmittel:	???
Zeit:	z.B. die nächsten 6 Wochen jeweils einmal pro Woche
Bemerkungen:	Die Übung hier ist *unabhängig* vom bisher Erlernten zu sehen. Sie ist Ihnen freigestellt.

Genießen Sie etwas, das weder mit Sexualität noch mit Ihren sonstigen Freizeitaktivitäten zu tun hat. Suchen Sie sich dazu eine Aktivität, zu der Sie seit langem schon große Lust haben, wofür Sie sich aber bisher nicht die Zeit genommen haben: Verbringen Sie einen ganzen Tag in der Sauna-Landschaft der Nachbarstadt, bummeln Sie samstags über den Wochenmarkt, gehen Sie in ein Konzert oder genießen Sie ein Feinschmeckermenü. (*Satt* werden Sie zwar auch von einer Bockwurst am Stehimbiß - *liebevolle Zuwendung für Ihren Körper* können Sie von der Schnellmahlzeit jedoch nicht erwarten.)

Was auch immer Ihnen als Genieß-Übung einfällt: Andere Menschen sollten die ersten Male nach Möglichkeit *nicht* daran beteiligt sein, um Sie nicht vom In-sich-hinein-genießen abzulenken.

Sie lernen bei dieser Übung erstens, eine Bedingung gegenüber sich selbst durchzusetzen, zweitens, sich für angenehme Dinge Zeit zu nehmen und drittens, diese Dinge auch zu genießen. Der Bogen vom Erkennen und Durchsetzen der eigenen Rahmenbedingungen zum Genießen und Sich-Zeit-lassen ist damit gespannt.

Haben Sie Zeit für diese Übung?

Wenn der Fachmann helfen muß

Bei allen *massiven* Partnerschafts-Störungen oder bei *erheblichen Problemen* mit dem Selbstwertgefühl sollten Sie bei weiterhin ausbleibendem Erfolg einen erfahrenen Psychotherapeuten, Ehe- und/oder Sexualberater hinzuziehen.
Gleiches gilt, wenn sich das sexuelle Problem aufgrund einer zu Beginn (S. 55) genannten organischen Störung oder Medikamentenkombination nicht beseitigen läßt: Hier muß der Hausarzt oder Urologe tätig werden.

In diesen (Ausnahme-)Fällen kann das verhaltenstherapeutisch ausgelegte Programm nämlich nicht wirksam werden, da tieferliegende Konflikte bzw. gesundheitliche Störungen als Blockade auftreten.

Erst, wenn diese Blockaden beseitigt sind, sollten Sie wieder zum 3-Stufen-Programm zurückkehren. Dann können auch Sie lernen, Ihren Samenerguß nach Belieben zu steuern.

Abschließende Bemerkungen

Sie haben nun gelernt, Ihren Samenerguß nach Belieben zu steuern. Einige *abschließende Bemerkungen (vgl. Arentewicz und Schmidt, Assal und Benès)* sollten Sie jedoch sorgfältig lesen und die gegebenen Hinweise auch zukünftig immer beachten.
Sie haben gelernt, Ihre Ejakulation zu steuern und genau dann zum Samenerguß zu kommen, wenn Sie dies wirklich wünschen. Verschiedene Erkenntnisse über Ihren Geist, Körper und die dazwischen bestehenden Zusammenhänge haben Sie umfassend auf ein glückliches Geschlechtsleben vorbereitet. Ihre Persönlichkeit ist sowohl in bezug auf Sie selbst als auch unter Einbeziehung Ihres sozialen Umfeldes (insbesondere Ihrer Partnerin) um einige Facetten bereichert worden. Bedenken Sie jedoch immer folgendes:

- Auch Menschen, die 20 Jahre unfallfrei Auto fahren, sind nicht vor Zusammenstößen gefeit. So ist es vollkommen normal, daß Sie manchmal keine Kontrolle über Ihren Samenerguß haben. Wenn Sie in höchstem Maße erregt und dabei verkrampft sind oder zum Beispiel, wenn Sie sehr lange keinen Sexualverkehr und auch sonst keine Möglichkeit hatten, sich sexuell abzureagieren.

Wenn Sie merken, daß Sie in diesen Fällen den Point of no return bereits überschritten haben, genießen Sie Ihren Höhepunkt, und entschuldigen Sie sich nicht. Verwöhnen Sie Ihre Partnerin anschließend.

- In einigen wenigen Fällen bemerken die Betroffenen nach erfolgreichem Erlernen der Ejakulationskontrolle Anzeichen von scheinbarer Impotenz. Dies ist jedoch in keinem Fall Grund zur Aufregung: Die Störungen resultierten lediglich daraus, daß der Mann seine neuen Fertigkeiten so sehr genießt, daß die Erholungszeiten für ihn einfach zu kurz werden.
  Beunruhigen Sie sich also nicht, sondern sehen Sie diese Tatsache eher mit einem Augenzwinkern. Sobald sich die Freude über die nun vorhandene ejakulatorische Kontrolle etwas gelegt hat, und Sie zu einem (für Ihre Verhältnisse) normalen Maß an Sex finden, verschwinden auch etwaige Erektionsstörungen sofort wieder.

- Es hat sich als sehr hilfreich erwiesen, auch nach Abschluß der Therapie noch regelmäßig die Masturbationsübungen mit Variationen bzw. die Stimulationsübungen durch die Partnerin mit Squeezing-Technik anzuwenden. Wenn Sie diese Übung ca. alle vier Wochen durchführen, haben Sie die besten Chancen auf dauerhafte Ejakulationskontrolle.

- Der durchschnittliche deutsche Koitus dauert knappe zehn Minuten bis zum Höhepunkt einer der Sexualpartner.
  Sie können Ihre Ejakulation nun eventuell länger zurückhalten, was jedoch nicht bedeutet, *immer* lange durchhalten zu *müssen*. Nutzen Sie die Möglichkeiten, die Ihnen offenstehen, in ihrer ganzen Breite: Genießen Sie ewig langen Geschlechtsverkehr genauso wie puren Sex in Form eines kurzen, leidenschaftlichen Quickie. Erleben Sie die gesamte Bandbreite erfüllender Sexualität, und freuen Sie sich zusammen mit Ihrer Sexualpartnerin jetzt und in Zukunft immer daran.

Sie haben die letzten Wochen hart an sich gearbeitet. Genießen Sie jetzt Ihren verdienten Erfolg! Stellen Sie fest, wieviel Spaß Sie in der unbezahlbaren Zeit Ihres Lebens haben können!

Wenn Sie wollen, schreiben Sie mir von Ihren Erkenntnissen und Erlebnissen während Ihrer Arbeit mit dem 3-Stufen-Programm (Michael Pfreunder, c/o Integrative Weiterbildung, Adresse siehe http://www.sexualberatung-online.de). Ich freue mich auf Ihre Zeilen.

Für Ihre Zukunft wünsche ich Ihnen von ganzem Herzen ein immer befriedigendes Sexualleben in einer harmonischen Partnerschaft.

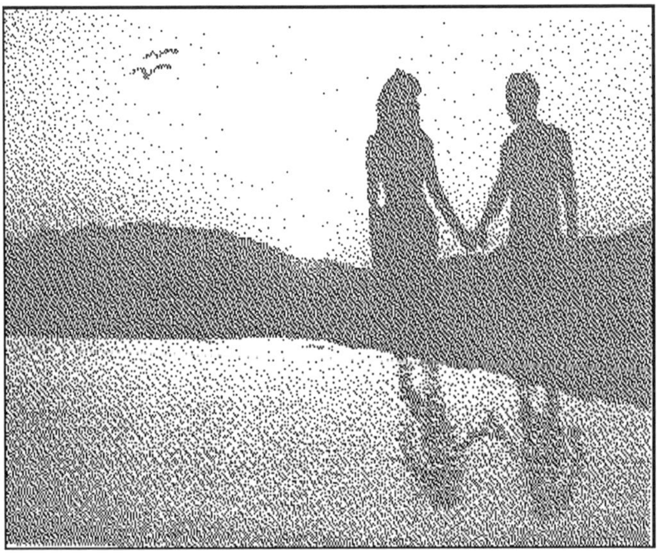

Ein erfülltes Sexualleben und Harmonie in der Partnerschaft - Genießen Sie Ihren Erfolg!

IV. Teil: Literaturhinweise

Literaturhinweise

Die folgenden kommentierten Literaturhinweise sind sortiert nach wichtigen Quellen/grundlegender Literatur und nach weiterführender Literatur. Aktuelle Literaturhinweise finden Sie auch auf unseren Internetseiten unter www.sexualberatung-online.de bzw. unter www.vorzeitigersamenerguss.de.

Vorab sei auf das wichtigste und grundlegendste Buch verwiesen, welches auch den "roten Faden" für das hier vorliegende 3-Stufen-Programm abgibt:

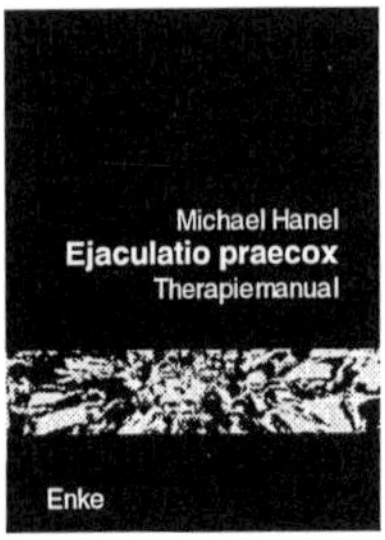

Hanel,M., Ejaculatio praecox: Therapiemanual, Enke-Verlag Stuttgart. Das Buch wendet sich eigentlich an Ärzte und Psychologen, ist aber auch für den psychologisch interessierten Laien geeignet, da hier intensiv auf den psychologischen Hintergrund von E.p. eingegangen wird.
Viele der im 3-Stufen-Programm verwendeten Übungen sind direkt aus diesem Therapiemanual entnommen.

Literatur zu den Grundlagen

Quellen:

Annon, J., Einfache Verhaltenstherapie bei sexuellen Problemen in: Swanson, J. und Forrest, K., (Hrsg.) Die Sexualität des Mannes, Deutscher Ärzte-Verlag Köln, S. 250 - 271

Belschner, W., Es muß nicht rasch vorbei sein, in: Sexualmedizin Nr. 2/1980, S. 51 - 53 über selbst zu skizzierende Reaktionszyklen gegen E. p.

Hanel,M., Ejaculatio praecox: Therapiemanual, Enke-Verlag Stuttgart. Dieses hervorragende Buch gibt sowohl Ärzten und Psychologen, als auch dem psychologisch interessierten Laien detaillierte Informationen zu E.p.

Hertoft, P., Klinische Sexologie, Deutscher Ärzte-Verlag Köln, S. 60f über den Ejakulationsmechanismus, S. 95 zur sexuellen Mythenbildung, S. 168ff Erfolgsquoten zwischen 80% und "fast 100%" werden genannt.

Kaplan, L., Ein Mann bleibt ein Mann. Lösungen für sexuelle Probleme, Ariston-Verlag Genf, S. 22ff über Mythenbildung/Quantität, S. 123ff und S. 158 zu Erregungsabläufen und biochemischen Prozessen beim Mann, S. 159 über Ängste und Selbstverstärkungsmechanismus.

Masters, W. und Johnson, V., Die sexuelle Reaktion, Akademische Verlagsgesellschaft Frankfurt/M., S. 15 - 21, S. 167ff, S. 257ff, beschreiben ausführlich die unterschiedlichen sexuellen Reaktionszyklen bei Mann und Frau; S. 185f über die Größe des Penis; S. 194f über die positiven Wirkungen der Masturbation.

Masters W. und Johnson V., Impotenz und Anorgasmie, Goverts Krüger Stahlberg, Frankfurt/M., beschreiben die Probleme des Mannes in der Plateauphase und deren Behandlungsmöglichkeit.

Merck, Sharp & Dohme GmbH, MSD-Manual der Diagnostik und Therapie - für Ärzte und Helfer, Urban-Schwarzenberg München, S. 371 - 375. Die Erfolgswahrscheinlichkeit der Therapie wird mit über 95 % angegeben.

Porst, H., Was jedermann über Sexualität und Potenz wissen sollte, TRIAS Stuttgar, S. 13ff über Entwicklung, Aufbau und Funktion der männlichen Geschlechtsorgane, S. 23f in für den Laien sehr verständlicher Sprache über Erektion und Ejakulationsmechanismus.

Porst, H., Manual der Impotenz, UNI-MED Verlag AG, Bremen, S 419ff werden die aktuellen Ergebnisse der Studien zur medikamentösen Behandlung von e.p. ausführlich dargestellt. Ebenso werden die operativen Maßnahmen sowie die Schwellkörperinjektionstherapie bei e.p. kritisch beleuchtet.

Semans, J., Premature ejaculation, in: Southern Medical Journal, Nr. 49/1956, S. 353 - 358. Von James Semans stammt die grundlegende Arbeit zur Therapie von Ejaculatio praecox mit Hilfe der Start-Stop-Methode.

Siewert H. und Siewert R., So lieben Männer, Quintessenz München, S. 193 schildern das unterschiedliche Ejakulationserleben bei Männern.

Sigusch, V. (Hrsg.), Therapie sexueller Störungen, Stuttgart, S. 40ff über sexuelle Funktionsstörungen aus verhaltenstherapeutischer Sicht.

Thews, R. u.a., Anatomie, Physiologie, Pathophysiologie des Menschen, Wissenschaftlicher Verlag Stuttgart 1989, S. 581 - 588 beschreiben Aufbau und Funktion der Geschlechtsorgane sowie den sexuellen Reaktionszyklus.

Witkin-Lanoil, G., Männer unter Streß - Symptome, Gefahren, Überlebensstrategie, Knaur München 1987, S. 33f beschreibt kurz die Zusammenhänge von Streß, biochemischen Prozessen und sexuellen Problemen.

Zilbergeld, B., Männliche Sexualität, DGfV Tübingen 1983, S. 25ff geht ausführlich auf sexuelle Mythen in der (amerikanischen!) Gesellschaft ein, S. 48 - 53 über die Notwendigkeit einer gezielten Beschreibung der Ist-Situation, der Ziele und möglicher Hindernisse.

Weiterführende Literatur:

Arentewicz, G. und Schmidt, G., (Hrsg.), Sexuell gestörte Beziehungen - Konzept und Technik der Paartherapie, Enke Stuttgart 3. Aufl. 1993. Eher für den Fachmann geeignet.

Bancroft, J., Grundlagen und Probleme menschlicher Sexualität, Enke Stuttgart 1985.

Bräutigam, W. und Clement, U., Sexualmedizin im Grundriß - Klinik, Theorie und Therapie der sexuellen Konflikte und Störungen, Stuttgart Thieme 3. Aufl. 1989.

Buddeberg, C., Sexualberatung - eine Einführung für Ärzte, Psychotherapeuten und Familienberater, Stuttgart Enke 3. Aufl. 1990.

Fine, R., Der vergessene Mann - Männliche Psyche und Sexualität aus psychoanalytischer Sicht, München 1990.

Florin, I., Entspannung - Desensibilisierung. Leitfaden für die Praxis, Kohlhammer Stuttgart 1978.

Freud, S., Drei Abhandlungen zur Sexualtheorie, Frankfurt/M. 1961 (neueste Auflage 1991).

Hertoft, P., Klinische Sexologie, Deutscher Ärzte-Verlag Köln 1989.

Hite, S., Das sexuelle Erleben des Mannes, Goldmann München 14. Aufl. 1990.

Kaplan, H., Sexualtherapie - ein bewährter Weg für die Praxis, Enke Stuttgart 4. Aufl. 1995. Das in früheren Auflagen beschriebene biphasische Modell zum sexuellen Reaktionszyklus (*Erregungs*- und *Orgasmus*phase) wird von Kaplan Ende der 80-er Jahre erweitert um die Komponente der *sexuellen Appetenz.* Insbesondere für den Laien ist das im 3-Stufen-Programm verwandte Modell von *Masters und Johnson* greifbarer und verständlicher.

Kinsey, A., Das sexuelle Verhalten des Mannes, Fischer-Verlag Berlin 1955.

Kockott, G., Verhaltenstherapie bei sexuellen Störungen in: Eicher, W., (Hrsg.), Sexualmedizin in der Praxis, Fischer Stuttgart 1980, S. 453 - 495.

Merck, Sharp & Dohme GmbH, MSD-Manual der Diagnostik und Therapie - für Ärzte und Helfer, Urban-Schwarzenberg München, 4. Aufl. 1988.

Schmidt, R. und Thews, G., (Hrsg.), Physiologie des Menschen, Springer Heidelberg 1991, S. 370 - 372 beschreiben ausführlich und in medizinischer Fachsprache die Genitalreflexe des Mannes im Zusammenhang mit dem vegetativen Nervensystem. (Für den Laien ungeeignet.)

Selg, H., u.a., Psychologie des Sexualverhaltens, Kohlhammer Stuttgart 1979.

Literatur zu Entspannung/Phantasie

Quellen:

Angermann, I., Psychodynamik und Psychotherapie der gestörten Sexualität in: Eicher, Wolf (Hrsg.), Sexualmedizin in der Praxis, Fischer Stuttgart 1980, S. 389 - 436, S. 409ff nennt Formeln, die im Rahmen des Autogenen Trainings zur Therapie von sexuellen Problemen angewendet werden.

Leibold, G., Hypnose und Autosuggestion - Selbstbehandlungsmethoden, Falken-Verlag Niedernhausen/Ts., S. 56 - 66, S. 67 - 96.

Linneweh, K., Streß und Streßbewältigung - Der erfolgreiche Umgang mit sich selbst, DSV Stuttgart, S. 56ff, S. 144ff.

Schultz, J.H., Das Autogene Training, Thieme Stuttgart 1987 (1. Aufl. 1932). Schultz gilt als der "Erfinder" des Autogenen Trainings. Dies ist sein grundlegendes Werk - heute existiert eine Vielzahl erklärender Literatur dazu.

Wells, C., Sex beginnt im Kopf - der mentale Weg zu höchster Erfüllung, Heyne München, S. 13ff über den Sinn von Phantasie zur Unterstützung der Verhaltenstherapie, S. 12f und S. 20ff über die unterschiedlichen Funktionen der Hirnhälften im Zusammenhang mit Sexualität.

Weiterführende Literatur:

Boom, V. v.d., Störungen männlicher Sexualität - ein männerspezifischer Beratungsansatz, in: Karathepe u.a. (Hrsg.), Männersexualität, Reinbek

Haring, C., Lehrbuch des Autogenen Trainings, Enke Stuttgart, mit einem Schlußkapitel mit didaktischen Hinweisen für den Lehrenden.

Ortner, G., Bescheidenheit ist keine Zier - glücklicher durch mehr Selbstsicherheit, Moderne Verlagsgesellschaft München (zur Desensibilisierung von Angst über Entspannung)

Seefeldt, D., Streß: Streß verstehen, erkennen, bewältigen, Leipzig 1989

Springer, S. und Deutsch, G., Linkes - rechtes Gehirn: Funktionelle Asymmetrien, Akademischer Verlag Heidelberg

Wagner-Link, A., Aktive Entspannung und Streßbewältigung - wirksame Methoden für Vielbeschäftigte, Taylorix Stuttgart

Literatur zu Körper/Empfindung

Quellen:

Arentewicz, G. und Schmidt, G., Sexuell gestörte Beziehungen - Konzept und Technik der Paartherapie, Enke Stuttgart, S. 131ff.

Haeberle, E., Die Sexualität des Menschen - Handbuch und Atlas, Walter de Gruyter Berlin 1985, S. 288f körperbezogene Übung und Berührung.

Hartman, W. und Fithian, M., Treatment of Sexual Dysfunction, Long Beach, S. 44ff gehen ausführlichst auf die Übung "Erforschen Sie Ihren Körper vor dem Spiegel" ein.

Hertoft, P., Klinische Sexologie, Deutscher Ärzte-Verlag Köln, S. 111 - 116 gibt eine ausführliche, bebilderte Anleitung zum Sensualitätstraining.

Kaplan, L., Ein Mann bleibt ein Mann. Lösungen für sexuelle Probleme, Ariston-Verlag Genf, S. 130f zu Kegelübung und Ejakulationskontrolle.

Kegel, A., Sexual Functions of the Pubococcygeus Muscle, in: Western Journal of Surgery, Nr. 60/1952, S. 521 - 524 zur "Kegelübung". Schon zwanzig Jahre früher erschien von *T. van der Velde* das Buch "Die vollkommene Ehe - Anleitungen für die Frau und ihre Helfer". Hierin werden bereits erste Übungen für die Beckenbodenmuskulatur beschrieben. Trotzdem gilt Dr. Kegel als der "Erfinder".

Kreidt, B., Wie Männer lernen, Erregung zu genießen, in: Sexualmedizin Nr. 12/1987, S. 500 - 508.

Masters, W. und Johnson, V., Impotenz und Anorgasmie, Goverts Krüger Stahlberg Frankfurt/M., S. 66ff Regeln zum Sensualitätstraining ("mutuelle sensorische Fokussierung").

Siewert H. und Siewert R., So lieben Männer, Quintessenz München, S. 108ff zu Körperbewußtsein und Berührung in unserer Kultur.

Wells, C., Sex beginnt im Kopf - der mentale Weg zu höchster Erfüllung, Heyne München, S. 54ff zu verschiedenen Arten von Berührung.

Weiterführende Literatur:

Gendlin, E., Focusing, Müller Salzburg 1981

Masters, W. und Johnson, V., The pleasure bond, Little Brown 1974

Montagus, A., Körperkontakt - Die Bedeutung der Haut für die Entwicklung des Menschen, Klett Stuttgart 1980

Senger, A., Sinnenfreude, Lebenslust. 100 Regeln für eine neue Sinnlichkeit, Ariston Verlag Genf 1985

Willke, E. u.a. (Hrsg.), Tanztherapie. Theorie und Praxis - Ein Handbuch, Junfermann Paderborn 1992

Literatur zur Masturbation

Quellen:

Zur Masturbation allgemein:

Barbach, L. und Levine, L., Fühlst du mich? Männerphantasien, Ullstein Frankfurt/M. 1994, S. 106ff Männerinterviews zu Masturbationsgewohnheiten.

Comfort, A., The anxiety makers, Delta 1967, gibt einen Überblick über die Einstellung der Gesellschaft zur Masturbation im Zeitverlauf.

Kinsey, A., Das sexuelle Verhalten des Mannes, Fischer Berlin 1955, S. 479ff, 513ff

Schnack, D. und Neutzling, R., Die Prinzenrolle - über die männliche Sexualität, Rowohlt Hamburg 1993, S. 133ff.

Masturbationsübungen:

Fahrner, E., Sexualstörungen bei männlichen Alkoholabhängigen: Häufigkeit und Behandlung, Diss. Universität Trier 1983. Fahrner arbeitet größtenteils mit stationär behandelten Patienten ohne feste Partnerin. Daraus resultiert ein spezielles Übungsprogramm für Männer *ohne* Partnerin, in dem die Masturbationsübungen besondere Betonung finden.

Masters, W. und Johnson, V., Impotenz und Anorgasmie, Goverts Krüger Stahlberg Frankfurt/M. 1973. Das Forscherpaar leistete mit diesem Werk hervorragende Arbeit zur erfolgreichen Behandlung von Ejaculatio praecox. Der multidisziplinäre Ansatz der Forscher ist pragmatisch und leicht verständlich. Die beschriebene Squeeze-Technik (S. 93f) ist jedoch in der neueren Sexualtherapie weiter verfeinert und modifiziert worden.
Die vorliegenden Unterlagen bauen zwar auf Erkenntnissen von Masters und Johnson auf, es sind jedoch - aufgrund der praktischen Erfahrung - eine Reihe von Veränderungen eingeflossen. So hat z.B. das Abklemmen der Harnröhre durch Elemente der Kegelübung bei vielen Patienten einen höheren therapeutischen Nutzen als das Zusammenquetschen des Penis an einer bestimmten Stelle, wie es Masters und Johnson vorschlagen.

Semans, J., Premature ejaculation, in: Southern Medical Journal, Nr. 49/1956, S. 353 - 358. Von James Semans stammt die grundlegende Arbeit zur Therapie von Ejaculatio praecox. Seine Ansätze wurden von *Masters und Johnson* übernommen und modifiziert (z.B. Squeeze-Techniken). Die moderne Sexualwissenschaft hat weitere Veränderungen vorgenommen, insbesondere im Hinblick auf die Therapiemöglichkeiten für Betroffene *ohne* Partnerin. Hier hat auch *B. Zilbergeld* hervorragende Arbeit geleistet.

Zilbergeld, B., Männliche Sexualität, DGfV Tübingen 1983, S. 185ff, gibt zusammenfassende Richtlinien zu den in seinem Buch beschriebenen Masturbationsübungen vor.

Literatur zu den Geschlechtsverkehrsübungen und abschließenden Bemerkungen

Quellen:

Annon, J., Einfache Verhaltenstherapie bei sexuellen Problemen in: Swanson, J. und Forrest, K., (Hrsg.) Die Sexualität des Mannes, Deutscher Ärzte-Verlag Köln 1987, S. 250 - 271, S. 266ff geht auf Atem- und Bewegungstechnik, Übungsstellungen und notwendige Koitushäufigkeit ein.

Arentewicz, G. und Schmidt, G., Sexuell gestörte Beziehungen - Konzept und Technik der Paartherapie, Enke Stuttgart 3. Aufl. 1993, S. 165ff, S. 174ff Hinweise zu abschließenden Bemerkungen.

Chia, M., Taoist Secrets of Love, Aurora Press New York 1984 zu Stellungen und Techniken allgemein.

Haeberle, E., Die Sexualität des Menschen - Handbuch und Atlas, Walter de Gruyter Verlag Berlin 2. Aufl. 1985, S. 280 zu Squeezen und Stopfen.

Hanel, M., Ejaculatio praecox: Therapiemanual, Enke-Verlag Stuttgart 1998. Die Übungen zu Stellungen, Atmungs- und Bewegungstechnik sind – wie viele andere Anleitungen auch – hier entnommen worden. Eher für den Arzt und Psychologen gedacht, aber auch für den psychologisch interessierten Laien sehr zu empfehlen.

Kaplan, L., Ein Mann bleibt ein Mann. Lösungen für sexuelle Probleme, Ariston Genf 5. Aufl. 1995, S. 160ff zu Übungsstellungen und Variationen.

Masters, W. und Johnson, V., Impotenz und Anorgasmie, Goverts Krüger Stahlberg Frankfurt/M. 1973, S. 83 - 103, beschreiben Übungen und Stellungen, um *zusammen mit der Partnerin* Ejakulationsbeherrschung zu erlernen.

Semans, J., Premature ejaculation, in: Southern Medical Journal, Nr. 49/1956, S. 353 - 358.

Witkin-Lanoil, G., Männer unter Streß - Symptome, Gefahren, Überlebensstrategie, Knaur München 1987, S. 33f Streß, Atmung, biochemische Vorgänge und die Folgen für die Sexualität.

Zilbergeld, B., Männliche Sexualität, DGfV Tübingen 1983, S. 143ff beschreibt ausführlich Möglichkeiten im Umgang und zum Sex mit einer neuen Partnerin; S. 193ff gibt zusammenfassende Richtlinien zu den von ihm beschriebenen Übungen zum Geschlechtsverkehr vor.

Literatur zum sexuellen Erleben der Frau:

Barbach, L., Der einzige Weg, Oliven zu essen, Ullstein 1987

Hite, S., Hite-Report - das sexuelle Erleben der Frau, Goldmann 20. Aufl. 1994

Kinsey, A. u.a., Das sexuelle Verhalten der Frau, Fischer 1954

Literatur zu den Zusatzübungen

Quellen:

Assal, F. und Benès, H., Behandlung der vorzeitigen Ejakulation, Verlag Aktuelle Medizin Genf, Ohne Jahresangabe, S. 74ff über das Verhältnis Mann zu Frau.

Bancroft, J., Grundlagen und Probleme menschlicher Sexualität, Enke Stuttgart 1985, S. 221ff über Angst, Minderwertigkeitsgefühle und negative Gefühle als psychologische Faktoren sexueller Probleme.

Barbach, L. und Levine, L., Fühlst du mich? Männerphantasien, Ullstein Frankfurt/M. 1994, S. 215ff Interview mit Männern zu ihren Kommunikationsgewohnheiten, S. 227 zum Nein-Sagen im sexuellen Bereich.

Enright, J., zitiert in Zilbergeld, B., Männliche Sexualität, DGfV Tübingen 1983, S. 260.

Fahrner, E., Selbstunsicherheit - ein allgemeines Symptom bei funktionellen Sexualstörungen? in: Zeitschrift für klinische Psychologie Nr. 12, S. 1 - 11.

Hanel, M., Ejaculatio praecox: Therapiemanual, Enke-Verlag Stuttgart 1998. Dieses Buch geht umfassend auf den psychologischen Hintergrund von E.p. ein und ist daher ein "Muß" für Sexualberater, Ärzte und Psychologen.

Farrel, W., Warum Männer so sind, wie sie sind, Goldmann 1991, S. 14ff zu den Bedingungen.

Hertoft, P., Klinische Sexologie, Deutscher Ärzte-Verlag Köln 1989, S. 98ff zum psychologischen Hintergrund sexueller Probleme, S. 101f zu Machtkämpfen und Partnerkommunikation.

Kassorla, I., Tun Sie's doch - Lernen Sie, sich selbst zu lieben, Hestia Bayreuth 1985 S. 282ff zur Durchsetzung eigener Bedingungen und zum Nein-Sagen.

Masters, W. und Johnson, V., Impotenz und Anorgasmie, Goverts Krüger Stahlberg Frankfurt/M. 1973, S. 10ff über Unsicherheit und Leistungsängste als wesentliche Ursache sexueller Probleme.

Möller, M., Die Wahrheit beginnt zu zweit - das Paar im Gespräch, Rowohlt Hamburg 2. Aufl. 1992

Schnack, D. und Neutzling, R., Die Prinzenrolle - über die männliche Sexualität, Rowohlt Hamburg 1993, S. 315ff, S. 320f, S. 322ff gehen auf viele der hier angesprochenen Aspekte des psychologischen Hintergrundes ein.

Schellenbaum, P., Aggression zwischen Liebenden - Ergriffenheit und Abwehr in der erotischen Erfahrung, Hoffmann & Campe Hamburg 1994, S. 107ff über Kontrollverlust und fehlende Hingabe; S. 203 - 211 über gehemmte Aggressivität und Selbstbehauptung.

Sigusch, V., Sexualität und Medizin, Kiepenheuer & Witsch Frankfurt/M. 1979, S. 164f eine Sammlung von Literaturstellen zu Angst und Ejaculatio praecox.

Wells, C., Sex beginnt im Kopf - der mentale Weg zu höchster Erfüllung, Heyne München 1989, S. 156ff zu Leistung und Hingabe.

Witkin-Lanoil, G., Männer unter Streß - Symptome, Gefahren, Überlebensstrategie, Knaur München 1987, S. 33f, 54f zu Schnelligkeit und Zeit; S. 27, 194f, 241 zu Leistung und Hingabe.

Zilbergeld, B., Männliche Sexualität, DGfV Tübingen 1983, S. 258ff zu den Funktionen sexueller Störungen, S. 54 - 73 sehr gute und ausführliche Bemerkungen über die Wichtigkeit von Rahmenbedingungen und deren Durchsetzung auch im sexuellen Bereich. Ebenso mit einer Genieß-Übung.

Weiterführende Literatur:

Abeele, J. v.d. und DeRoeck, B., Leben lernen statt gelebt zu werden, Offenbach Burckhardthaus-Laetare 1988

Alberti, R. und Emmons, M., Ich behaupte mich selbst, Fachbuchhandlung für Psychologie 1981.

Arentewicz, G. und Schmidt, G., Sexuell gestörte Beziehungen - Konzept und Technik der Paartherapie, Enke Stuttgart 3. Aufl. 1993

Bach, G. und Deutsch, R., Pairing - Intimität und Offenheit in der Partnerschaft, Rowohlt Hamburg 1979

Baer, J. und Fensterheimer, H., Sag nicht ja, wenn du nein sagen willst, Goldmann 1982

Cohn, R., Von der Psychoanalyse zur themenzentrierten Interaktion, 1990

Engl, J. und Thurmaier, F., Wie redest du mit mir?, Herder Freiburg 1992.

Fischaleck, F., Faires Streiten in der Ehe, Herder Freiburg 1979

Goldberg, H., Der verunsicherte Mann - Wege zu einer neuen Identität aus psychotherapeutischer Sicht, Rowohlt Hamburg 1979

Kaplan, H., Sexualtherapie - ein bewährter Weg für die Praxis, Enke Stuttgart 4. Aufl. 1995

Kassorla, I., Tun Sie's doch - Lernen Sie, sich selbst zu lieben, Hestia Bayreuth 1985

Lauster, P., Lassen Sie sich nichts gefallen, Econ Düsseldorf 1989

Mandel, A. und Mandel, K., Einübung in die Partnerschaft durch Kommunikationstherapie und Verhaltenstherapie, Pfeiffer München 11. Aufl. 1990.

Ortner, G., Bescheidenheit ist keine Zier - glücklicher durch mehr Selbstsicherheit, Moderne Verlagsgesellschaft München 1992

Rubin, T., Gegeneinander oder miteinander? Beziehungsfallen erkennen - Freunde gewinnen, Moderne Verlagsgesellschaft München 1991

Schulz v. Thun, F., Miteinander reden (I): Störungen und Klärungen, 15. Aufl. Rowohlt Hamburg 1996

Willi, J., Therapie der Zweierbeziehung, Rowohlt Reinbek 1991

Kritischer Ratgeber zur Penisvergrößerung

Das umfassende und unabhängige Werk vom bekannten Sexualberater Michael Pfreunder

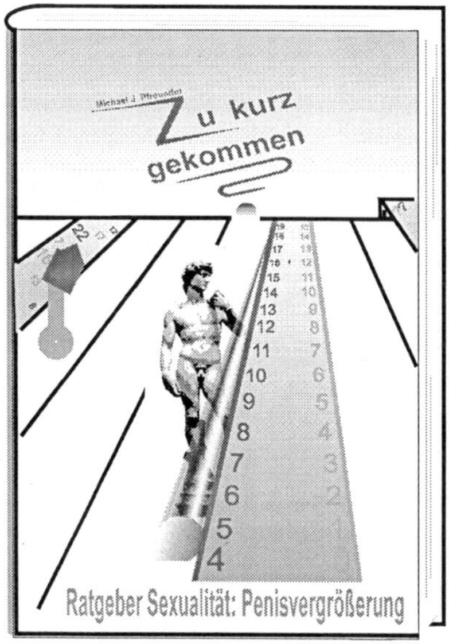

ISBN 3-00-012346-6
www.kleinerpenis.de
Verlag Integrative Weiterbildung, Stuttgart

Michael Pfreunder geht mit der ihm eigenen Gründlichkeit auf wirklich alle Fragen zur Penisvergrößerung ein: Wie bekommt man einen größeren Penis? Sind Penis-Strecker besser als Penis-Pumpen? Was hat es mit Pillen und Cremes auf sich? Was kostet eine operative Penisvergrößerung...? Außerdem beschreibt er in sechs aufeinander aufbauenden Übungen das Penis-Streching mit der Jelq-Methode für mehr Länge und Umfang. Jeder kann sie allein mit Hilfe des Buches von zu Hause aus durchführen und so womöglich ein paar echte Zentimeter für seine Männlichkeit hinzugewinnen. Bis ins Detail beleuchtet er Funktionsweise, Kosten, Chancen und Risiken.
Keinen Hehl macht er dabei aus seiner eher kritischen Einstellung zu den meisten Vergrößerungsmethoden. Als Alternative bietet er daher auch viele pfiffige Ratschläge, so z.B. Tipps aus der Pornoindustrie, die das Glied – ohne einen Cent zu bezahlen – sofort um einige Zentimeter länger erscheinen lassen.
Nach Lektüre des Buches weiß man(n), welche Methoden sich lohnen, und wo sie – bei Bedarf - zu kaufen sind. Ein rundum gelungenes Werk zum Tabu-Thema Penisvergrößerung!